Dr. Kuheli Panja
Dr. Victor Samuel A.

Limas rotativas em odontopediatria

Dr. Kuheli Panja
Dr. Victor Samuel A.

Limas rotativas em odontopediatria

Uma nova vida começa com um sorriso confiante

ScienciaScripts

Imprint

Any brand names and product names mentioned in this book are subject to trademark, brand or patent protection and are trademarks or registered trademarks of their respective holders. The use of brand names, product names, common names, trade names, product descriptions etc. even without a particular marking in this work is in no way to be construed to mean that such names may be regarded as unrestricted in respect of trademark and brand protection legislation and could thus be used by anyone.

Cover image: www.ingimage.com

This book is a translation from the original published under ISBN 978-620-7-80559-4.

Publisher:
Sciencia Scripts
is a trademark of
Dodo Books Indian Ocean Ltd. and OmniScriptum S.R.L publishing group

120 High Road, East Finchley, London, N2 9ED, United Kingdom
Str. Armeneasca 28/1, office 1, Chisinau MD-2012, Republic of Moldova, Europe
Printed at: see last page
ISBN: 978-620-7-77933-8

RECONHECIMENTO

Em primeiro lugar e acima de tudo, estendo a minha sincera gratidão ao **Dr. Victor Samuel A, M.D.S** Professor Associado do Departamento de Medicina Dentária Pediátrica e Preventiva, SRM Kattankulathur Dental College and Hospital, por me ter dado uma orientação inestimável e um encorajamento constante, motivando-me sempre a fazer melhor todos os dias.

Os meus humildes agradecimentos ao **Dr. N. Vivek, MDS**, Reitor do SRM Kattankulathur Dental College and Hospital, Chennai. A sua busca incansável pela excelência académica e a sua perspicácia foram uma fonte de inspiração durante todo o meu período de pós-graduação.

Seria injusto reivindicar o crédito individualmente e não reconhecer o apoio e a orientação contínuos da equipa composta pelo **Dr. R Kavitha PhD,** Chefe e Professor, **Dr. Rajakumar MDS**, Professor Associado e **Dr. Sujitha Ponraj MDS** , Professor Sénior e o pessoal não docente do Departamento de Odontopediatria e Odontologia Preventiva, pela sua generosidade de tempo, apoio e ideias.

Estou imensamente grato aos meus colegas **Dr. Areef Farah Shehani, Dr. Meghana e Dr. Nesh Kumar** e aos meus colegas de turma **Dr. Akansha Kaintura e Dr. V. Lalithapriya** pelo seu apoio e amizade duradoura.

Por último, gostaria de agradecer aos meus pais, **Sr. Sunil Kumar Panja e Sra. Namita Panja,** ao meu irmão, Sr. **Prince Panja**, e ao meu companheiro, **Sr. Shrey Vatsa,** por todo o seu amor e apoio incondicionais, que me permitiram realizar tudo o que consegui. Gostaria de agradecer a todos aqueles que me ajudaram, mesmo que minimamente, durante a realização deste trabalho.

DR. KUHELI PANJA

Índice

CAPÍTULO 1: INTRODUÇÃO

[1.1] História

É certo que a evolução histórica dos cuidados e tratamentos dentários remonta a cerca de 1500 a.C., quando várias civilizações antigas, como os gregos, os romanos e os chineses, desenvolveram métodos para aliviar e gerir a dor de dentes. Nomeadamente, os chineses foram os pioneiros na descrição pormenorizada da cárie dentária através da teoria da cárie, conforme documentado na sua literatura médica. Estes textos antigos incluem descrições da erosão e deterioração da estrutura dentária causada pela cárie, fornecendo informações valiosas sobre as primeiras observações e tratamentos dentários.[1]

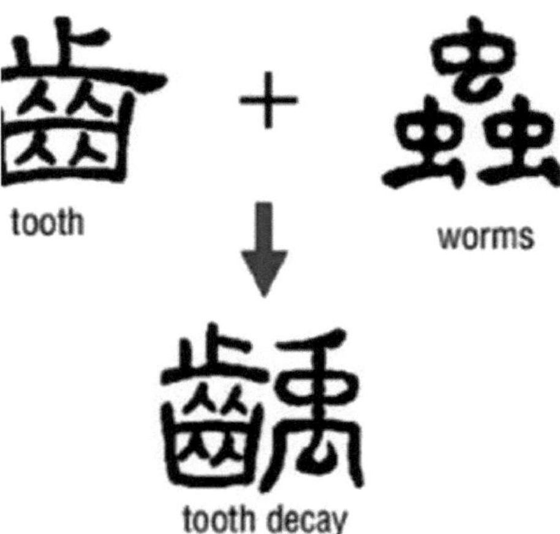

FIGURA [A]: REPRESENTAÇÃO CHINESA DA CÁRIE DENTÁRIA

A crença outrora popular de que as lesões dentárias são causadas por parasitas externos ganhou uma aceitação significativa, paralelamente à teoria amplamente reconhecida da cárie dentária e da dor que lhe está associada. No entanto, só com a introdução do microscópio é que este conceito foi desmentido. Pierre Fouchard, na sua obra seminal "O Dentista Cirúrgico" em 1728, desafiou a teoria da cárie ao delinear uma técnica para aceder e extrair tecido pulpar inflamado resultante de obturações de chumbo.

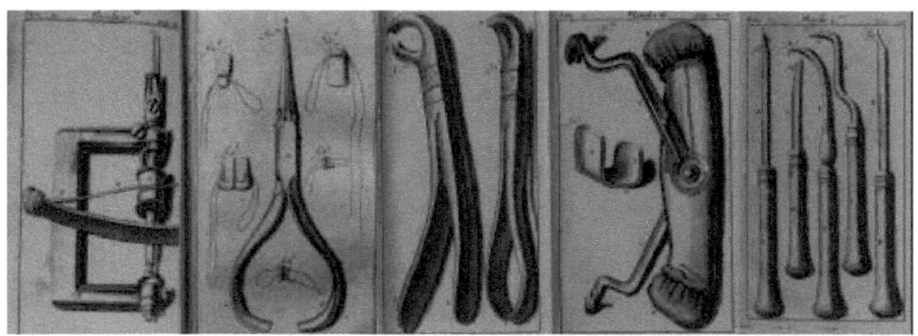

FIGURA [B]: INSTRUMENTOS DENTÁRIOS PREVISTOS NA OBRA LE CHIRURGIEN DENTISTE DE PIERRE FAUCHAND, PUBLICADA EM 1723.

Este texto fundamental do século XVIII é considerado o marco inicial do campo da endodontia no domínio da medicina.[2] Em 1820, Leonard Koecher expandiu estas ideias ao empregar um instrumento aquecido para a cauterização eficiente do tecido pulpar, evitando assim a infeção e protegendo o tecido remanescente com uma placa de chumbo.[2] Ao longo do tempo, os instrumentos especializados para a remoção da polpa registaram vários avanços, incluindo a utilização de molas de relógio retificadas por Edwin Maynard no ano de 1838. Posteriormente, no ano de 1847, Edwin Trumman introduziu a guta-percha para remover a polpa. No entanto, só duas décadas mais tarde é que G.A. Bowman adoptou exclusivamente a guta-percha como a sua principal substância de obturação.[1] Os avanços nas técnicas, tecnologia, materiais e práticas têm melhorado continuamente o padrão dos tratamentos de canal, com o objetivo de aliviar a dor e restaurar a saúde dentária dos pacientes. Uma mudança fundamental ocorreu em 1910, quando o conceito proposto por Miller afirmou que as doenças gerais podiam ser influenciadas por infecções orais e, consequentemente, os microrganismos responsáveis por essas infecções orais podiam disseminar-se por todo o corpo através da corrente sanguínea.[1] No entanto, foi só em 1910, quando o patologista e médico britânico William Hunter proferiu um discurso sobre a infeção focal, que a ideia ganhou reconhecimento generalizado. A palestra de Hunter, intitulada "The Role of Sepsis and Antisepsis in Medicine" (O papel da sépsis e da antissepsia na medicina), dificultou o progresso da endodontia ao acusar os dentistas de esconderem "uma massa de sépsis" e de a encherem de ouro.[4] Esta teoria recebeu uma atenção considerável tanto da comunidade médica como do público em geral, levando a que os médicos acreditassem que a remoção de dentes danificados pela polpa poderia potencialmente curar doenças sistémicas. Esta noção da "teoria da infeção localizada" desencadeou uma fase de extensas extracções de dentes e atrasou significativamente o progresso da endodontia durante mais de duas décadas. O dentista C.N. Johnson, durante a década de 1930, recorreu com relutância à extração generalizada de dentes, mas na década de 1940, a investigação e os ensaios laboratoriais tinham demonstrado suficientemente que a remoção de dentes não contribuía para a progressão de doenças sistémicas.[5] Jasper, um colega de Johnson, enfatizou a preservação dos dentes e dirigiu esforços para aumentar o sucesso dos procedimentos endodônticos. Ele defendia práticas assépticas rigorosas, protocolos de tratamento padronizados e medições precisas do comprimento da raiz. Em oposição ao uso de soluções conservantes para o tratamento do tecido pulpar doente, Jasper defendeu a remoção completa de todo o tecido pulpar. Isto marcou uma mudança na abordagem à endodontia, promovendo uma metodologia de tratamento mais abrangente e completa.

O trabalho de Mitchell et al.[6] no ano de 1953 desafiou a teoria da infeção focal prevalecente ao destacar a falta de rigor metodológico na literatura que apoiava o conceito. Salientaram a ausência de estudos bem concebidos, grupos de controlo e técnicas de cultura bacteriana adequadas. Como resultado, a teoria da infeção localizada, que tinha dominado a medicina dentária tradicional no início do século XX, perdeu a sua popularidade, permitindo que a endodontia recuperasse o seu estatuto como uma opção de tratamento viável.

Com a crescente aceitação do tratamento de canais radiculares na década de 1940, um grupo de 20 dentistas que procurava uma organização para supervisionar as práticas endodônticas reuniu-se em Chicago em 1943. Esta reunião levou à criação da Associação Americana de Endodontia (AAE), que começou a definir e a implementar normas para o tratamento endodôntico no campo da medicina dentária. Os objectivos definidos pela Associação Americana de Endodontia (AAE) em 1943 abrangeram várias áreas-chave de enfoque:

1) Facilitar uma plataforma para a troca de ideias sobre a preservação da polpa e várias abordagens à terapia pulpar.

2) Incentivar e apoiar os esforços de investigação no domínio da endodontia.

3) Criação de clubes locais de tratamento de canal radicular para promover o desenvolvimento profissional e a colaboração.

4) Desenvolvimento de protocolos de cuidados padronizados para garantir tratamentos de canal eficazes e consistentes.

Estes esforços iniciais acabaram por levar à criação do Conselho Americano de Endodontia em 1956, com a Associação Dentária Americana a reconhecer oficialmente a endodontia como uma especialidade em 1963. A descoberta dos raios X por Roentgen em 1895 revolucionou as práticas da medicina e da medicina dentária. Inicialmente, a utilização da tecnologia de raios X era limitada e potencialmente perigosa, como se viu no infeliz caso de Roentgen e da sua esposa que sucumbiram a cancros relacionados com a exposição.[7]

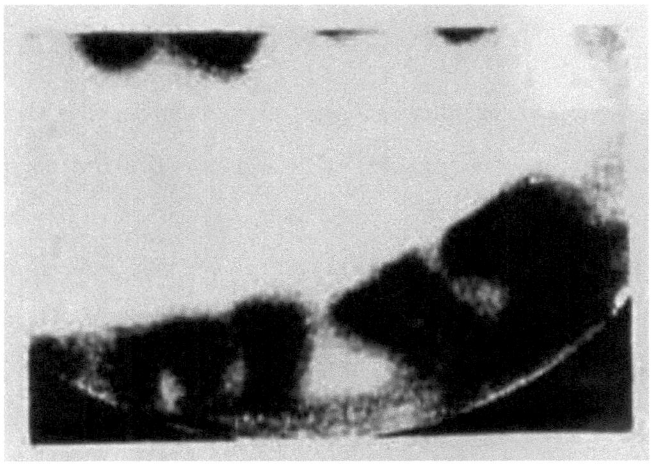

FIGURA [C]: FILMES RADIOGRÁFICOS INICIAIS

Tendo em conta os riscos associados à radiação, os avanços no equipamento e nos procedimentos foram progressivamente evoluindo, tornando os raios X numa ferramenta inestimável para o diagnóstico e tratamento de várias doenças no domínio da medicina. Edmund Kells, um dentista e empresário, foi um dos primeiros a incorporar os raios X na prática dentária. Em 1913, comercializou e entregou com sucesso a primeira máquina de raios X para uso dentário.[1] Nos anos seguintes, esta tecnologia foi amplamente adoptada pelos dentistas, revelando-se fundamental para visualizar e melhorar os tratamentos endodônticos, bem como para avaliar os resultados do tratamento.

TEORIA ENDODÔNTICA

A teoria endodôntica está centrada no objetivo fundamental de erradicar as bactérias do sistema de canais radiculares durante a terapia endodôntica. Esse princípio crucial foi firmemente estabelecido pela pesquisa de Kakehashi et al.[8], que demonstrou que a ausência de bactérias previne o desenvolvimento de mielopatia. O seu estudo pioneiro envolveu ratos notobióticos expostos à polpa que foram alimentados com uma dieta estéril e, como resultado, não exibiram quaisquer sinais de patologia pulpar.

A remoção eficiente das bactérias do canal radicular é imperativa para o sucesso do tratamento do canal radicular. Cada passo do procedimento endodôntico, incluindo o isolamento, o desbridamento, a irrigação, a moldagem e a obturação, tem como objetivo minimizar, eliminar ou prevenir a colonização bacteriana em todo o sistema de canais. Esta ênfase na eliminação da presença bacteriana é crucial para preservar a saúde e a integridade da polpa e garantir o sucesso do tratamento a longo prazo.

Uma abordagem meticulosa de cada uma destas fases do processo de tratamento conduzirá a resultados favoráveis. Em 1955, Stewart[9] categorizou as etapas do tratamento endodôntico em três fases distintas: preparação químico-mecânica, controlo bacteriano e obturação completa do sistema de canais radiculares. Stewart enfatizou que o preparo químico-mecânico do sistema de canais radiculares é a fase mais crucial do tratamento. Durante esta fase, o sistema de canais radiculares é sistematicamente alargado utilizando limas. À medida que o canal radicular se expande, o número de bactérias viáveis diminui devido à remoção de tecido infetado e dentina contaminada da parede do canal. A forma e o tamanho alcançados durante a preparação do canal radicular facilitam uma distribuição mais eficaz dos medicamentos e das soluções de irrigação do canal radicular. O aumento da eficácia da solução de irrigação através da moldagem do canal permite um maior tempo de contacto dos agentes antibacterianos nas áreas mais apicais do canal, ao mesmo tempo que melhora a remoção dos resíduos coronários da solução.

Em 1996, Weine[10] expandiu as fases do tratamento para incluir o diagnóstico como a fase inicial do planeamento do tratamento. A definição de Weine do objetivo da terapia endodôntica é restabelecer a saúde e a função mastigatória do dente através de uma restauração adequada. Essa abordagem abrangente ressalta a importância de um diagnóstico completo e de um processo de tratamento meticuloso para garantir resultados endodônticos bem-sucedidos e a preservação a longo prazo da função e da integridade do dente.

De acordo com as perspectivas de Weine e Stewart[11] , os diques de borracha devem ser sempre utilizados, e o uso excessivo de instrumentos e materiais de obturação deve ser evitado nos procedimentos endodônticos. Enfatizando a importância da modelagem e limpeza adequadas do sistema de canais radiculares, Weine destacou a necessidade de selamento completo com um material inerte que possa selar efetivamente o sistema de canais radiculares. Fazendo eco das opiniões de Weine e Stewart, a maioria dos clínicos reconhece a preparação químico-mecânica do canal radicular como o passo crucial no tratamento do canal radicular. Por outro lado, Keller enfatiza que a fase mais crítica do tratamento é a obturação completa de todo o sistema de canais radiculares. Segundo Keller, só é possível obter um peridonto saudável com tecido ósseo normal, ligamento periodontal intacto e dura-máter periapical através de uma obturação completa. A obturação ideal deve envolver um preenchimento que sele o sistema na junção cemento-dentinária e facilite a nova deposição de cimento.

Em 1967, Grossman expandiu a teoria endodôntica e o protocolo de tratamento ao apresentar 13 princípios de tratamento endodôntico que devem ser implementados durante qualquer procedimento de canal radicular. Estes princípios servem como uma diretriz abrangente para os profissionais garantirem um tratamento endodôntico completo e eficaz. Os 13 princípios de tratamento endodôntico de Grossman fornecem directrizes essenciais para que os profissionais assegurem procedimentos de canal meticulosos e eficazes:[12]

1) Implementação de uma técnica asséptica.
2) Assegurar que os instrumentos permanecem no interior do canal radicular.
3) Evitar a aplicação de força apical nos instrumentos.
4) Aumento do espaço do canal em relação ao seu tamanho original.

5) Irrigação contínua do sistema de canais radiculares com soluções desinfectantes.

6) Contenção adequada das soluções no espaço do canal.

7) Não é necessário qualquer tratamento especial para as fístulas.

8) Obtenção de resultados negativos de cultura antes da obturação do canal radicular.

9) Estabelecimento de uma vedação de ar dentro do sistema de canais radiculares.

10) Utilização de materiais de obturação que não irritem o tecido periapical.

11) Estabelecimento de uma descarga adequada em caso de abcesso odontogénico

12) Evitar a introdução de agulhas em espaços infectados.

13) Consideração da ressecção da extremidade da raiz, se necessário, incentivando o processo de recuperação de um dente afetado pela polpa.

Os Princípios de Grossman, estabelecidos por Grossman em 1967, representam um conjunto abrangente de directrizes que servem de padrão para vários tratamentos endodônticos contemporâneos. Simultaneamente, Schilder[13] propôs um conceito complementar que enfatizava a importância de erradicar o tecido do canal radicular doente e o seu conteúdo para combater a infeção e a periodontite apical. Schilder enfatizou a importância de selar a separação do sistema de canais radiculares do ligamento periodontal e do osso adjacente, o que poderia travar a degeneração do tecido periapical. Este processo envolve a utilização de instrumentos e agentes anti-sépticos, seguidos de uma obturação tridimensional completa dos espaços do canal radicular a uma distância de 0,5 mm a 1 mm da terminação radiográfica da raiz. Estes conceitos lançaram as bases para as práticas endodônticas modernas e continuam a ser essenciais nas metodologias de tratamento contemporâneas. Pitt-Ford[14] expandiu o conceito de obturação tridimensional, elucidando o objetivo da obturação no tratamento endodôntico. Ele destacou várias funções cruciais da obturação, incluindo a redução do espaço disponível para a colonização bacteriana, a prevenção da contaminação coronal após a remoção da polpa e o impedimento do movimento bacteriano ao longo das paredes do canal radicular. Siskin enfatizou a importância de canais bem selados, afirmando que canais mal selados são propensos a falhas, pois criam um espaço onde as secreções teciduais podem se acumular e estagnar, levando à irritação contínua na área periapical e a potenciais atrasos na cicatrização de feridas.[15] Além disso, o fluido tecidular não utilizado pode atuar como uma fonte secundária de infeção. A obtenção de uma selagem completa do sistema de canais radiculares, desde a terminação radicular até à cavidade pulpar, tem sido associada a elevadas taxas de sucesso clínico.

A estanquicidade da coroa de preenchimento em comparação com a cavidade oral é de igual importância. Um estudo efectuado por Ray e Trope, que examinou 1.010 dentes com diferentes qualidades de obturações de canais radiculares e restaurações de coroas, revelou que a qualidade da obturação da coroa desempenhava o papel mais crucial na determinação do sucesso do tratamento endodôntico. A sua investigação realçou a importância de uma obturação de coroa bem feita para resultados de tratamento bem sucedidos.[16]

No contexto da preparação dos dentes decíduos, um método padrão emprega a limagem manual. Embora esta seja uma técnica amplamente aceite para a preparação biomecânica dos dentes decíduos, apresenta algumas limitações. Estas limitações incluem o consumo de tempo e o risco de erros de procedimento, tais como perfuração lateral, arrancamento do fecho, bloqueio apical e transporte do canal radicular. Para resolver estas limitações, as limas rotativas de Ni-Ti foram introduzidas na endodontia pediátrica em 2000 por Barr et al.[17] Estes instrumentos rotativos apresentavam um desenho cónico com uma conicidade de 0,04 para pulpectomia em dentes decíduos. A sua utilização provou ser eficaz na eliminação de irregularidades nas paredes do canal primário e na criação de uma forma de canal consistente que conduz a obturações de canal radicular previsíveis e de alta qualidade.

A pesquisa de Crespo et al[18] também apoiou o uso de limas rotativas em dentes decíduos, mostrando que não só reduziu o tempo de preparação, mas também melhorou a modelagem do canal radicular, levando a obturações de melhor qualidade.[19] No entanto, até 2016, a instrumentação rotativa em dentes decíduos baseava-se em limas rotativas concebidas para dentes permanentes, que tinham limitações em termos de conicidade e comprimento quando aplicadas a dentes decíduos.[20] Isto resultava frequentemente em problemas como perfurações na superfície da raiz, especialmente em dentes decíduos com canais curvos.[21] Este facto levou à necessidade de um sistema de limas rotativas específico para crianças, concebido para utilização em dentes decíduos.[22]

[1.2] Flora microbiana

As duas doenças orais mais prevalentes, a doença periodontal e a cárie dentária, são infecções crónicas causadas por bactérias provenientes da flora oral normal. O início da doença ocorre quando a população destas bactérias ultrapassa um determinado limiar e a sua estimulação excede as capacidades de defesa do hospedeiro. A flora oral humana é composta por um conjunto diversificado de mais de 300 espécies bacterianas. Embora cerca de 10 espécies, predominantemente bactérias anaeróbias gram-negativas, tenham sido identificadas como potenciais agentes patogénicos da doença periodontal durante a última década, a cárie dentária é causada principalmente por estreptococos gram-positivos e anaeróbios facultativos.[23]

Historicamente, as infecções dentárias estavam associadas a uma taxa de mortalidade que variava entre 10 e 40% em 1908. No entanto, com os avanços na higiene oral, as práticas modernas de medicina dentária e a disponibilidade de antibióticos, as infecções dentárias raramente representam um risco de vida.[24]

As infecções dentárias ocorrem tipicamente quando as bactérias se infiltram na polpa e se espalham para os tecidos circundantes, muitas vezes como resultado de cáries dentárias, traumatismos ou procedimentos dentários. Entre estes agentes patogénicos, o Streptococcus mutans é considerado o principal contribuinte para a cárie dentária, uma doença infecciosa.[25] Este agente patogénico tem o potencial de entrar na corrente sanguínea durante as intervenções dentárias, conduzindo a infecções sistémicas oportunistas. Consequentemente, a bacteriemia, facilitada pela adesão das bactérias ao endocárdio, tem sido associada a condições como a endocardite infecciosa e as doenças arteriais periféricas.

A incidência de cáries dentárias varia consoante as diferentes fases da vida. Aproximadamente 90% dos adultos e 42% das crianças entre os 6 e os 19 anos de idade[26] têm cáries dentárias. A prevalência da cárie dentária não apresenta flutuações significativas com a idade, exceto para taxas mais elevadas entre os adolescentes dos 12 aos 19 anos, em comparação com as crianças dos 5 aos 11 anos. A fase inicial no desenvolvimento da cárie dentária é a configuração da placa dentária, que, se não for controlada, pode progredir para o aparecimento de gengivite.[27]

O desenvolvimento da placa bacteriana e a manifestação sequencial da cárie dentária envolvem uma interação complexa de vários factores. Estes factores incluem a presença de uma superfície dentária vulnerável, uma microflora adequada e um substrato nutricional apropriado para esta microflora. No ambiente oral, várias bactérias aeróbias e anaeróbias produtoras de ácido, tais como Streptococcus mutans, Lactobacillus acidophilus e Actinomyces viscosus, têm o potencial de contribuir para a formação de lesões cariosas. Entre estas, S. mutans surge consistentemente como o organismo dominante recuperado de fissuras dentárias cariosas, com taxas de isolamento mais elevadas de dentes afectados por cáries em comparação com dentes não cariados.[28]

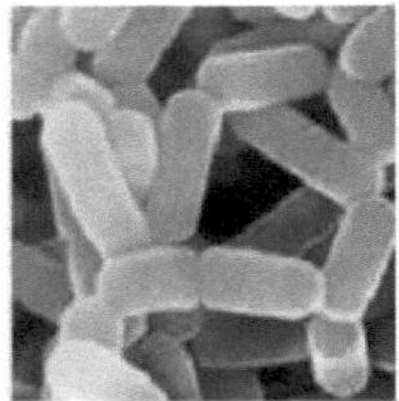

Streptococcus Mutans

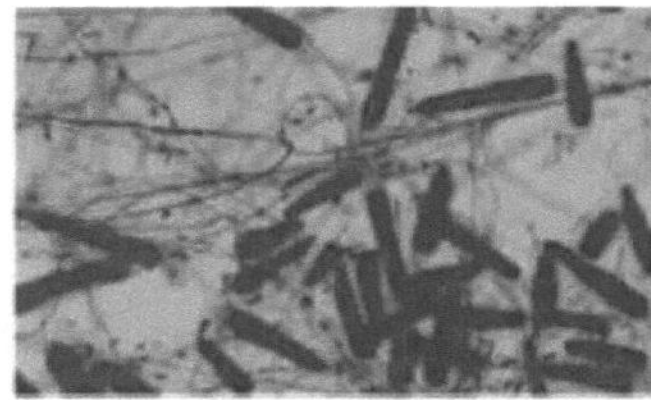

Lactobacillus acidophilus

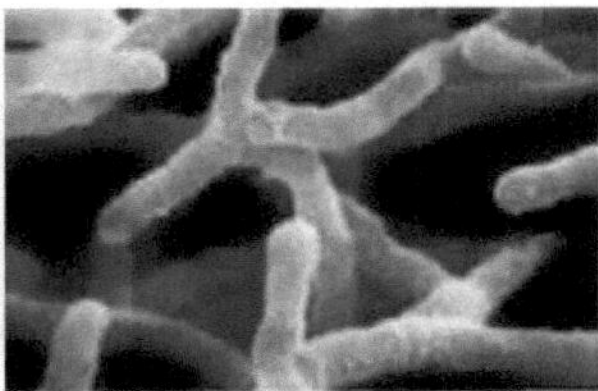

Actinomyces viscosus

FIGURA [D]: MICROFLORA MAIS PREVALENTE NA CÁRIE DENTÁRIA

Os hidratos de carbono fermentáveis servem de substrato para os sistemas enzimáticos microbianos, levando à produção de ácidos não sintéticos, predominantemente ácido lático. Nomeadamente, a sacarose representa a cultura ideal para a biossíntese de exopolissacarídeos. Para além de servir como um hidrato de carbono fermentativo que pode ser convertido em ácidos, estes polissacáridos extracelulares aumentam substancialmente o volume da placa e melhoram a sua capacidade de funcionar como um ambiente próspero para as bactérias.[29]

As bactérias anaeróbias foram normalmente isoladas da maioria dos casos de abcessos dentoalveolares nos quais foram empregues métodos adequados para a sua cultura e identificação.[30] Estudos anteriores de abcessos alveolares intensos e persistentes no início do século identificaram principalmente estreptococos aeróbicos, enquanto alguns abcessos mostraram a presença de bacilos fusiformes e espécies de Bacteroides, ocasionalmente em cultura pura. A investigação recente também utilizou técnicas moleculares para determinar e caraterizar a microflora associada aos abcessos dentoalveolares.[31] Um estudo abrangente que examinou 50 abcessos dentoalveolares revelou uma média de 3,3 isolados por abcesso. Destes, 20 abcessos (40%) continham exclusivamente bactérias anaeróbias, enquanto 27 (54%) apresentavam uma combinação de estirpes aeróbias e anaeróbias. Aproximadamente três quartos das bactérias isoladas eram anaeróbios rigorosos, sendo as espécies mais prevalentes Peptostreptococcus spp. Num estudo separado centrado em abcessos periapicais entre 39 pacientes (incluindo 6 crianças), foi detectado crescimento bacteriano em 32 espécimes. Foi recuperado um total de 78 isolados bacterianos, incluindo 55 estirpes anaeróbias e 23 estirpes aeróbias e facultativas, o que equivale a uma média de

2,4 isolados por amostra (1,7 anaeróbias e 0,7 aeróbias e facultativas). Nomeadamente, as bactérias anaeróbias estavam presentes apenas em 16 doentes (50%), enquanto os organismos aeróbios e facultativos foram encontrados em 2 doentes (6%) e 14 doentes (44%) exibiram uma mistura de flora aeróbia e anaeróbia.[32]

Os principais isolados bacterianos observados nas amostras incluíam bacilos Gram-negativos, com 23 isolados, consistindo em 13 espécies de Prevotella pigmentada e Porphyromonas, bem como 20 isolados de espécies de Streptococcus, 18 cocos anaeróbicos e 9 espécies de Fusobacter. Nomeadamente, os organismos produtores de beta-lactamase foram identificados em 33% das 21 amostras testadas. [33] O estudo concluiu que uma flora polimicrobiana estava consistentemente presente em todos os casos, com o número de isolados a variar entre 2 e 5. Foram encontradas bactérias anaeróbias em todas as amostras, sendo as espécies Prevotella, Porphyromonas, Fusobacter nucleatum e Peptostreptococcus os isolados predominantes. O estudo também observou uma correlação entre os resultados microbiológicos dos abscessos periapicais e a microbiota do seio maxilar, embora entidades biológicas específicas estivessem presentes exclusivamente em um local e não no outro.[34]

CAPÍTULO 2: CONFIGURAÇÃO DO SISTEMA DE CANAIS RADICULARES DOS DENTES DECÍDUOS

[2.1] INTRODUÇÃO

Compreender a complexidade e a morfologia do intrincado sistema de canais radiculares é crucial para obter resultados de tratamento bem sucedidos na prática clínica. Além disso, ter um conhecimento alargado da classificação das formas dos canais radiculares é valioso para a documentação e facilita a troca de informações entre os profissionais.[35] Weine et al.[35] introduziram a classificação da morfologia do canal radicular numa raiz singular e, posteriormente, foi incluído um tipo adicional em 1982.[36] Em 1974, Vertucci et al. identificaram outros sistemas intrincados de canais radiculares e introduziram uma classificação que englobava oito tipos de formas, com base no padrão de divisão do canal primário, desde o afastamento da cavidade pulpar até à ponta da raiz.[37] Sert e Bayirli expandiram a taxonomia de Vertucci, acrescentando mais 14 tipos em 2004.[38] Em 2017, Ahmed et al. introduziram um novo sistema de classificação que é mais simples, mais compreensível e oferece maior precisão na categorização das configurações do canal radicular em comparação com os sistemas anteriores.[39]

O recente sistema de classificação criado por Ahmed et al. em 2017 oferece a vantagem de utilizar códigos facilmente compreensíveis tanto para estudantes de medicina dentária como para profissionais. Este sistema emprega uma abordagem de codificação que inclui protocolos distintos para o número do dente, o número da raiz e a forma do canal radicular. Posteriormente, um estudo de 2020 realizado por Ahmed et al. reafirmou a eficácia deste sistema de classificação, observando o seu aumento de precisão e popularidade, particularmente entre os colegas do último ano da universidade na Malásia.[40] Além disso, uma análise realizada por Ahmed e Dummer em 2018 concentrou-se na introdução de uma nova taxonomia especificamente adaptada para categorizar anormalidades em dentes, raízes e canais acessórios. Este sistema pode ser utilizado em concatenação com outros sistemas existentes para facilitar uma análise abrangente.[41]

[2.2] Classificação de Weine

A classificação de Weine da morfologia do canal radicular apresenta as seguintes categorias:

- Tipo I: Isto implica um canal primário singular que se estende desde a cavidade pulpar até à terminação da raiz.
- Tipo II: Neste tipo, existem dois canais desunidos que se originam na cavidade pulpar e convergem num só pouco antes de chegarem à terminação da raiz.

- Tipo III: envolve dois canais distintos que se estendem da cavidade pulpar e mantêm trajectos separados ao longo do seu percurso até à terminação radicular.

- Tipo IV: Aqui, um ducto emerge da cavidade pulpar e depois divide-se em 2 ductos em estreita proximidade com a terminação da raiz.[35]

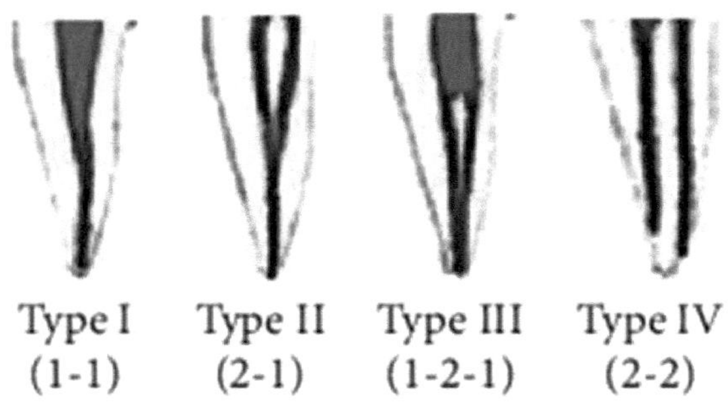

FIGURA [A]: CLASSIFICAÇÃO DE WEINE

Este sistema de classificação fornece uma estrutura clara para compreender e categorizar várias configurações de canais radiculares.

[2.3] Classificação de Vertucci

A taxonomia de Vertucci fornece uma estrutura abrangente para a compreensão das várias configurações de canais radiculares, incluindo os seguintes tipos:

- Tipo I: Um canal primário singular estende-se desde a cavidade pulpar até à terminação radicular.

- Tipo II: 2 ductos distintos deixam a cavidade pulpar mas unem-se para formar um ducto único que continua até à terminação da raiz.

- Tipo III: 1 ducto da cavidade pulpar divide-se em dois ductos mais pequenos, que depois se juntam novamente para sair como um único ducto.

- Tipo IV: 2 canais distintos estendem-se desde a cavidade pulpar até à terminação da raiz.

- Tipo V: Um único canal da cavidade pulpar divide-se em dois canais, cada um com o seu próprio forame apical.

- Tipo VI: Dois canais não acompanhados juntam-se no meio da raiz, formando um canal único que se divide em dois novamente pouco antes da terminação da raiz.

- Tipo VII: O canal começa como um só, divide-se em dois, volta a juntar-se e divide-se novamente em dois perto da terminação da raiz.

- Tipo VIII: Perto da porção coronal, a cavidade pulpar divide-se em 3 canais separados, cada um estendendo-se até à terminação da raiz.[39,43]

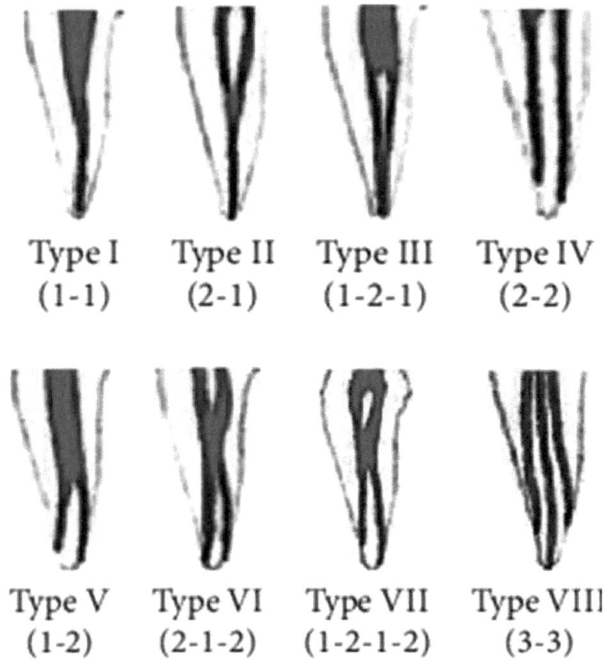

FIGURA [B]: CLASSIFICAÇÃO DE VERTUCCI

Estas classificações ajudam na caraterização e identificação precisas de várias morfologias do canal radicular, auxiliando no planeamento e execução eficazes do tratamento endodôntico.

[2.4] Sert e Bayirli[41] reforçaram as configurações suplementares do sistema de classificação de Vertucci

As contribuições de Sert e Bayirli para o sistema de classificação de Vertucci ofereceram uma compreensão mais detalhada das várias configurações dos canais radiculares.

Introduziram 14 tipos adicionais, expandindo a classificação para os tipos IX a XXIII. Segue-se uma descrição destas configurações suplementares:

- Tipo IX: Um canal único com origem na cavidade pulpar divide-se em 3 canais separados.
- Tipo X: Um canal único com origem na cavidade pulpar divide-se em dois canais, um dos quais se subdivide em dois com dois forames apicais separados.
- Tipo XI: Um ducto único da cavidade pulpar separa-se em dois ductos, um dos quais se subdivide em três canais, terminando finalmente em 4 forames apicais.
- Tipo XII: 2 ductos distintos originam-se da cavidade pulpar, com um deles a subdividir-se em 2 ductos que eventualmente se fundem para reunir um canal único com um forame apical.
- Tipo XIII: Um ducto singular da cavidade derivada da polpa divide-se em dois canais que depois se reúnem como um só, antes de se dividirem em 3 canais com 3 forames apicais separados.
- Tipo XIV: Quatro ductos originam-se da cavidade pulpar, sendo que dois deles acabam por se fundir e terminam em dois forames apicais.

- Tipo XV: 3 ductos originam-se da cavidade pulpar, sendo que dois deles se unem para reunir um ducto único que termina com 2 forames apicais separados.

- Tipo XVI: 2 canais têm origem na cavidade pulpar, com um deles a subdividir-se em dois canais e a terminar em 3 forames apicais separados.

- Tipo XVII: Um canal singular da cavidade pulpar divide-se em três ductos, que depois se reúnem e formam um ducto singular com um forame apical.

- Tipo XVIII: 3 canais originam-se da cavidade pulpar e fundem-se para formar um canal único com 1 forame apical.

- Tipo XIX: 2 ductos provenientes da cavidade derivada da polpa, unem-se como um ducto único, separam-se em 2 e finalmente reúnem-se como um canal único com um forame apical.

- Tipo XX: 4 ductos derivados da polpa e cada extremidade com um forame apical separado.

- Tipo XXI: 4 canais que partem da cavidade derivada da polpa e convergem para formar um ducto único com um forame apical.

- Tipo XXII: 5 ductos da cavidade derivada da polpa, com um a fundir-se com outro para terminar com quatro ductos e quatro forames apicais.

* Tipo XXIII: 3 ductos têm origem na cavidade derivada da polpa, com um deles a dividir-se em dois canais, resultando num total de quatro canais e quatro forames apicais.

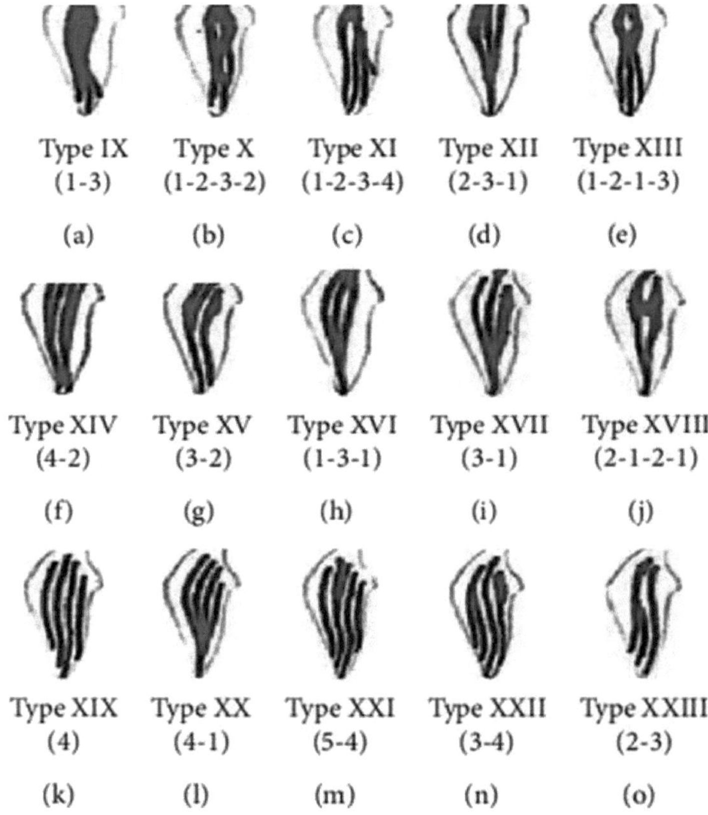

FIGURA [C]: SERT E BAYIRLI REFORÇARAM AS CONFIGURAÇÕES SUPLEMENTARES DO SISTEMA DE CLASSIFICAÇÃO DE VERTUCCI

As complexidades da geometria do canal radicular foram realçadas por vários estudos, muitos dos quais utilizaram técnicas avançadas de imagiologia 3D para avaliar as variações anatómicas internas e externas. Estas investigações revelaram casos de configurações de canais não classificáveis, enfatizando ainda mais a natureza intrincada dos sistemas de canais radiculares.[42-45]

Além disso, a investigação específica realizada por Karobari et al. e Filpo-Perez et al. indicou que uma percentagem significativa de amostras, 13% e 3%, respetivamente, não se alinhava com a classificação fornecida por Vertucci e as suas configurações suplementares associadas.[46,47] Essa discrepância ressalta as limitações dos sistemas de classificação existentes em abranger totalmente a diversidade das morfologias dos canais radiculares.

Uma das desvantagens significativas da classificação de Vertucci é o facto de não incorporar a figura das raízes nos dentes anteriores e posteriores. Ao negligenciar este aspeto crucial, o sistema de classificação ignora uma dimensão crítica da morfologia dos canais radiculares, realçando ainda mais a necessidade de sistemas de classificação mais abrangentes e matizados.

[2.5] A categorização renovada de Ahmed et al

Ahmed et al definiram um novo sistema de classificação que representa um avanço significativo no campo da endodontia. Este sistema é caracterizado por um mecanismo de codificação distinto que engloba a notação dentária, a notação das raízes (independentemente de quaisquer divisões radiculares) e a forma específica do canal radicular, resultando numa abordagem de classificação abrangente e precisa. Em particular, este sistema aborda habilmente o desafio de descrever dentes com a mesma configuração do canal radicular mas com raízes distintas, fornecendo uma representação precisa das suas características anatómicas.[48]

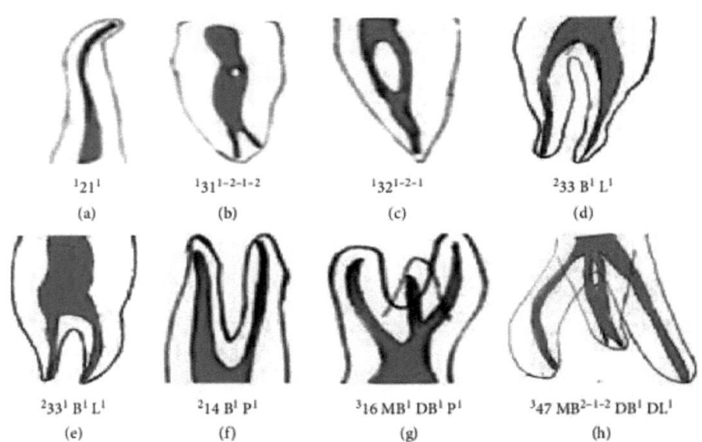

FIGURA [D]: A CATEGORIZAÇÃO RENOVADA DE AHMED ET AL

Um dos principais pontos fortes desta nova classificação reside na sua capacidade de categorizar eficazmente as complexas comunicações multicanais, eliminando assim qualquer ambiguidade associada à definição das intrincadas estruturas dos canais radiculares. Além disso, oferece um meio abrangente de descrever morfologias de canais anteriores que podem não ser facilmente classificadas utilizando um código único e simplista, facilitando assim uma compreensão mais precisa da intrincada anatomia dentária.[49]

S.No	Classification code	Description
a	$^{1}12^{1}$	Maxillary right lateral incisor with a single root and a single root canal with one orifice and one apical foramen
b	$^{1}31^{1-2-1-2}$	Mandibular right central incisor with a single root having one canal initially with one orifice which later divides into two canals and rejoins as one and later divides into two with two apical foramina
c	$^{1}32^{1-2-1}$	Mandibular right lateral incisor with a single root initially starts as a single canal, and the orifice later divides into two canals and then rejoins as one canal with one foramen
d	$^{2}33B^{1}L^{1}$	Mandibular left canine [33] with two roots, buccal and lingual, with two separate canals from the orifice with one foramen each
e	$^{2}33^{1}B^{1}L^{1}$	Mandibular left canine with two roots, buccal and lingual, with two canals having a single coronal canal
f	$^{2}14B^{1}P^{1}$	Maxillary right first premolar with two roots buccal and palatal root with a single root canal in each.
g	$^{1}16MB^{1}DB^{1}P^{1}$	Maxillary right first molar with three roots, mesiobuccal, distobuccal, and palatal, with each root having a single canal configuration
h	$^{3}47\ M^{2-1-2}\ DB^{1}\ DL^{1}$	Mandibular right second molar with three roots; mesial root starts as two canals, joins to form one, and further divides into two canals and distobuccal root with single canal each

CAPÍTULO 3: CARACTERÍSTICAS IMPORTANTES DA LIGA DE NÍQUEL-TITÂNIO

[3.1] Introdução

A constituição elementar da maioria das ligas Ni-Ti utilizadas em RCT é representada pelo 55-Nitinol, composto por cerca de 56% de níquel (Ni) e 44% de titânio (Ti) em peso. Esta liga de Ni-Ti possui a capacidade distintiva de alterar o seu tipo de ligação atómica, resultando em modificações notáveis e distintas na disposição das suas propriedades mecânicas e cristalinas. A liga NiTi é composta por três fases microestruturais, que contribuem para as suas características gerais e comportamento durante os procedimentos endodônticos. [50-52]

A liga NiTi passa por duas fases fundamentais durante o seu processo de transformação, conhecidas como a fase austenítica e a fase martensítica.

1. Fase austenítica: Também chamada de fase térmica elevada ou fase mãe, a liga NiTi assume este estágio à temperatura ambiente. Nesta fase, o material apresenta um estado elástico, permitindo-lhe voltar à sua forma original após a libertação da força de deformação.[51]

2. Fase martensítica: Também conhecida como a fase de baixa temperatura, a liga NiTi adopta esta forma em condições de temperatura mais baixa. Na fase martensítica, a liga apresenta

um comportamento plástico, o que significa que mantém a deformação mesmo depois de cessada a força que a provocou.[51]

3. Para além das fases austenítica e martensítica, a liga NiTi inclui também a fase R, por vezes conhecida como fase de pré-transformação. O desenho atómico nesta fase assume a forma de um diamante. A compreensão das várias fases microestruturais é crucial, uma vez que as ligas de NiTi apresentam propriedades mecânicas distintas que dependem da fase específica em que se encontram. Esta caraterística de transição de fases intermédias é o que confere à liga 2 propriedades distintas: super elasticidade e capacidade de retenção morfológica.[51,53-55]

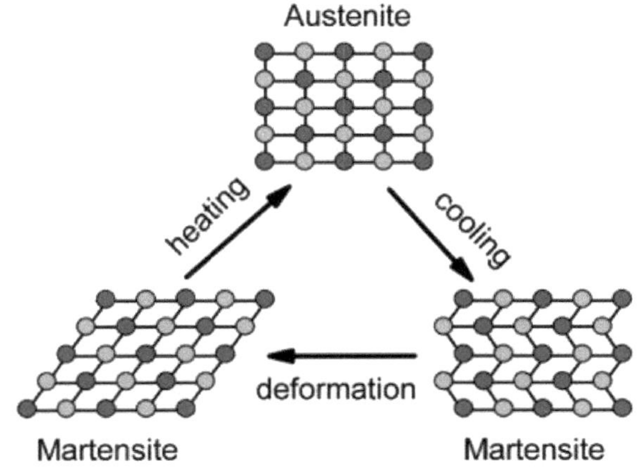

FIGURA [A]: FASES DA LIGA Ni-Ti

[3.2] Avanços na liga Ni-Ti

Em contraste com as ligas de Ni-Ti tradicionais, as ligas de Ni-Ti contemporâneas tratadas termomecanicamente demonstram a ocorrência da fase martensítica e da fase R sob condições empíricas. Estas alterações levaram ao desenvolvimento de limas endodônticas maleáveis para diagnóstico que apresentam maior resistência à fratura.[56] Várias novas ligas têm surgido ao longo dos anos devido aos avanços nas técnicas de tratamento térmico do NiTi:

1. O M-Wire, também conhecido como Memory-WIRE, introduzido em 2007, é um desenvolvimento notável que não depende inteiramente da fase austenítica durante a utilização processual. Em vez disso, contém quantidades marginais de martensite e da fase R. Como resultado, o M-Wire apresenta maior adaptabilidade, maior resistência à fadiga cíclica e melhores características estruturais em comparação com as ligas NiTi convencionais.[57-58]

2. A liga de fase R, desenvolvida pela SybronEndo (Orange, CA, EUA) em 2008, é utilizada na criação do sistema Twisted File (TF). Nomeadamente, a fase R apresenta um módulo de elasticidade mais baixo em comparação com as fases de austenite e martensite. Consequentemente, as ferramentas feitas com esta liga apresentam uma maior flexibilidade em

comparação com os instrumentos clássicos de NiTi.[59] Além disso, as limas Twisted demonstram uma maior resistência à fadiga cíclica em comparação com as limas NiTi convencionais.[51]

3. O CM-Wire (Memory Controller-Wire) desenvolvido pela DS Dental (Johnson City, TN, EUA) em 2010 possui uma caraterística interessante. Deforma-se fluentemente sob tensão estrutural, mas recupera a sua forma atual após o aquecimento numa câmara de esterilização, mesmo no local onde o fio é invertido. No entanto, é importante notar que se a deformação ocorrer e continuar após a esterilização, o instrumento deve ser descartado. De um modo geral, o instrumento CM-Wire apresenta uma flexibilidade e uma resistência à fadiga cíclica superiores quando comparado com os instrumentos convencionais M-Wire e NiTi.[60]

4. O instrumento endodôntico de NiTi recozido azul e dourado tem uma caraterística única. Após o tratamento térmico da liga, a superfície do instrumento retém uma camada de óxido de titânio. Na liga azul, esta camada de óxido tem uma espessura de 60-80 nm, enquanto na liga de ouro, mede 100-140 nm.[61] Estes instrumentos estão também equipados com memória de forma, o que significa que podem ser distorcidos e voltar à sua forma original. O que distingue o CM-Wire destas ferramentas

tratadas termicamente é o facto de estas ferramentas serem maquinadas antes de serem submetidas a um tratamento térmico.[62]

Todas as limas recozidas Blue e Gold exibem uma maior capacidade de dobragem e resistência à fadiga, em contraste com as ligas NiTi e M-Wire padrão. No entanto, quando comparadas com ligas de controlo de memória como CM-Wire, a sua resistência à fadiga cíclica é superior.[63-64]

5. As limas Hyflex EDM (fabricadas pela Coltene/Whaledent, Altstätten, Suíça) são criadas utilizando a liga de CM-Wire, mas com a implementação do fabrico de maquinação por descarga eléctrica (EDM).[65] EDM é um método de abrasão por calor que é utilizado com materiais condutores de eletricidade e resulta na criação de uma camada superficial semelhante a uma cratera no dispositivo.[66] Os instrumentos HyFlex EDM apresentam uma resistência à fadiga abundantemente superior quando os instrumentos Hyflex CM, M-Wire e NiTi convencionais foram comparados. Apesar desta maior resistência à fadiga, a flexibilidade do HyFlex EDM permanece igual à do instrumento CM Wire.[67-68]

6. O MAXWIRE (Martensite - Austenite - Electropolished - File), introduzido em 2016, é a primeira liga de NiTi que combina os impactos da retenção deformável e da hiperelasticidade no

domínio da endodontia. Estes instrumentos mantêm uma forma curvada à temperatura ambiente num estado martensítico, transformando-se no estado austenítico à temperatura do canal radicular. Esta curva única ajuda a acomodar as irregularidades do canal radicular, aumentando a eficácia da preparação. A sua função mecânica envolve a agitação do irrigante, levando a uma melhor redução das bactérias e à eliminação do biofilme.[69]

[3.3] Ficheiros rotativos

As limas rotativas são compostas por componentes distintos que contribuem para a sua funcionalidade nos procedimentos endodônticos. Estes elementos incluem o cabo, a haste, a extremidade de trabalho, os canais e a ponta. O cabo proporciona aderência e controlo, enquanto a haste o liga à extremidade de trabalho. Os sulcos, ranhuras em espiral ao longo da extremidade de trabalho, ajudam na remoção de detritos e no corte de dentina, enquanto a ponta facilita a navegação segura ao longo do trajeto do canal radicular. Coletivamente, estas peças permitem aos médicos moldar o canal radicular de forma eficiente durante o tratamento endodôntico.[70]

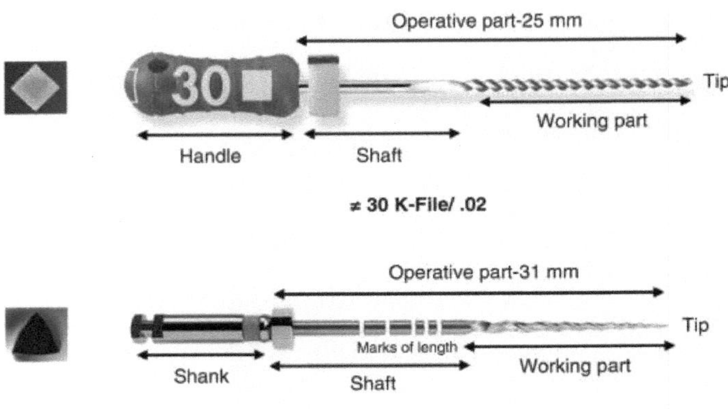

FIGURA [B]: PARTES DO FICHEIRO

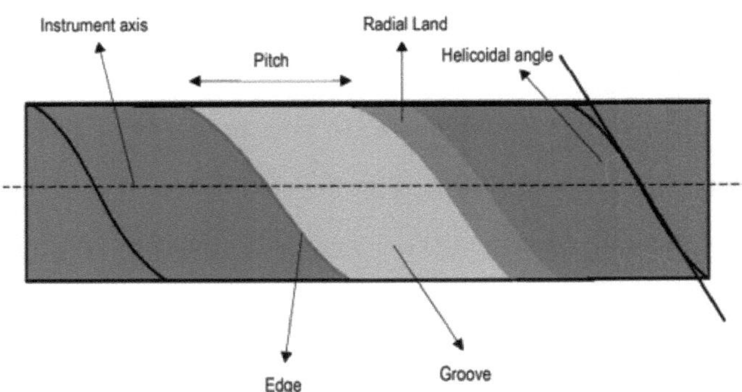

FIGURA [C]: CARACTERÍSTICAS GERAIS DA LIMA ENDODÔNTICA

[3.4] Características gerais das limas rotativas

1. FUGA: Refere-se ao aumento gradual do diâmetro da lima desde a ponta até ao cabo ao longo da superfície de trabalho.

Por exemplo, uma lima de calibre 25 pode apresentar um diâmetro que varia de 0,27 mm a 1 mm na extremidade e de 0,29 mm a 2 mm mais perto do cabo. Compreender a conicidade de uma lima ajuda a avaliar a tensão a que é sujeita durante a utilização.[67]

2. DIÂMETRO: Representa a linha reta que liga o centro do círculo (neste contexto, a secção transversal da lima) a dois dos seus pontos. Devido à conicidade, o diâmetro pode diferir ao longo do comprimento da lima. O conhecimento do diâmetro no ponto de curvatura ajuda os profissionais a avaliar a tensão aplicada à lima durante os procedimentos endodônticos. [67]

3. SECÇÃO CRUZADA: Refere-se à forma geométrica resultante do corte da lima perpendicular ao seu eixo longitudinal. A compreensão da secção transversal da lima é crucial para determinar a sua massa total e características estruturais. [67]

4. BICO DE CORTE: o segmento específico da lima que entra em contacto direto com a dentina e está situado na intersecção de dois sulcos. A aresta de corte desempenha um papel fundamental na eficácia e precisão do procedimento endodôntico. [67]

5. TERRA RADIAL: É uma área onde uma superfície plana substitui a aresta de corte. O seu objetivo é limitar a profundidade do corte, reduzir o tráfego no canal e minimizar

a tendência da lima para se torcer dentro do canal. Cria o desgaste do instrumento endodôntico em vez do cisalhamento, necessitando de maior torque e tempo de trabalho durante o procedimento.[67]

6. RANHURAS OU CANELURAS: Este componente da lima é responsável pela recolha de tecido mole e lascas de dentina que foram raspadas da parede do canal. Influencia significativamente a eficiência de corte da lima; ranhuras maiores permitem um corte mais eficaz, uma vez que demoram mais tempo a entupir.[67]

7. ÂNGULO HÉLICO: Ângulo formado entre o eixo longitudinal da lima e o gume de corte. Contribui para a remoção de detritos dos sulcos e facilita a ação de corte da lima rotativa ou de tração. O ângulo helicoidal pode ser constante ou variável, e é crítico em termos de torção do instrumento, uma vez que afecta a profundidade a que a lima se pode torcer no canal.[67]

8. Ângulo de inclinação: um ângulo criado na secção transversal pelo raio do instrumento endodôntico e pelo bordo de ataque. O ângulo de ataque é considerado positivo ou de corte quando o ângulo formado pelo bordo de ataque e a superfície a ser cortada é agudo. É referido como negativo ou de raspagem se o ângulo formado pelo bordo de ataque e a superfície a ser cortada for obtuso.[67]

9. PITCH: Refere-se à distância entre locais adjacentes onde o padrão não se repete. À medida que o passo diminui, o número de espirais e o ângulo de hélice na lima aumentam, afectando a eficiência e o desempenho da lima durante os procedimentos endodônticos. [67]

CAPÍTULO 4: PROPRIEDADES ESTRUTURAIS DAS LIMAS ROTATIVAS ENDODÔNTICAS NITI

[4.1] Introdução

A utilização de Ni-Ti é a liga preferida para a produção de instrumentos endodônticos, tendo provocado uma revolução substancial no processo de fabrico e, consequentemente, no tratamento dos canais radiculares. No entanto, a fratura dos instrumentos endodônticos rotativos continua a ser uma preocupação significativa para os endodontistas. Embora a ocorrência de um instrumento quebrado não afecte definitivamente os resultados do tratamento endodôntico, é certamente necessário um investimento significativo de tempo e recursos para a sua resolução.[71]

[4.2] Propriedades estruturais dos instrumentos rotativos

1. Fadiga cíclica

A repercussão inevitável do fenómeno de compaixão e de tensão. O ciclo de deformação sobre pressão que o instrumento sofre no ponto mais curvo apresenta um risco de fracturas por fadiga por flexão. Embora este risco nunca seja nulo, é limitado na medida em que estes instrumentos são utilizados de forma contínua ou alternada durante o modo de giro interno em canais arqueados.[72]

Pruett et al.[72] introduziram uma abordagem inovadora para avaliar a complexidade da anatomia do canal radicular em 1997, incorporando o raio de curvatura do canal radicular como um parâmetro adicional, juntamente com o método de Schneider. Além disso, Grande et al.[73] destacaram uma correlação significativa entre o volume por milímetro (Vol por mm) e o limite de resistência dos instrumentos rotatórios. Segundo eles, observa-se que instrumentos com volume por milímetro comparável e, consequentemente, massa semelhante no ponto de maior deformação, tendem a apresentar resistência à fadiga cíclica comparável. De acordo com Pedullà et al.[74], a criação de um ponto de entrada minimamente invasivo pode levar a um posicionamento diagonal dos instrumentos endodônticos no interior da rede de canais radiculares, reduzindo assim a sua resistência à fadiga cíclica devido ao aumento da tensão de flexão resultante do ângulo de inserção.

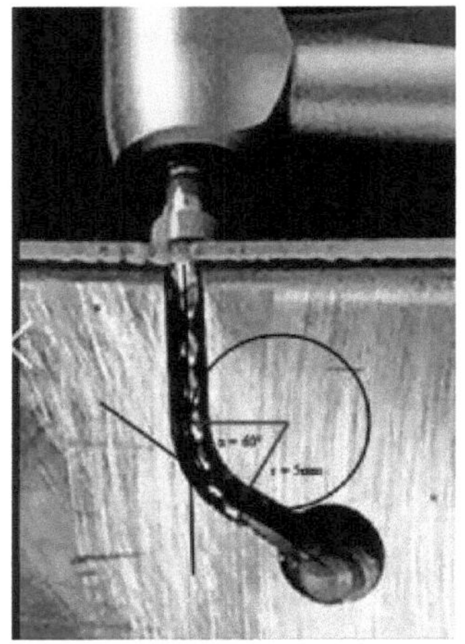

FIGURA [A]: FATIGUE CÍCLICA

2. Resistência à torção

É outra consideração crítica nos instrumentos endodônticos. A torção pode ocorrer quando a extremidade do instrumento endodôntico permanece bloqueada na parede da dentina enquanto o restante instrumento endodôntico continua a rodar. Isto pode levar a fracturas causadas por tensões combinadas de torção e flexão.[75] A investigação recente concentrou-se na compreensão das ligações entre as tensões de flexão e de torção para obter uma visão mais profunda dos fenómenos mecânicos relacionados com o processo de moldagem do canal radicular.[76-77] É necessária mais investigação para elucidar completamente a interação entre estas tensões nos instrumentos endodônticos rotativos de NiTi.[78-79]

Di Nardo et al. sugerem que um ponto de entrada estreito pode fazer com que os instrumentos de NiTi assumam uma curvatura coronal, aumentando assim a força do momento de flexão que lhes é aplicado.[80] Esta força de flexão aumentada, tal como referido por Seracchiani et al., tem o potencial de aumentar a resistência à torção dos instrumentos de NiTi, considerando a estreita correlação entre estes dois parâmetros.[76]

Numerosos estudos indicaram que o desenho da secção transversal desempenha um papel crítico na determinação da rigidez de um instrumento endodôntico de NiTi e é fortemente afetado pela sua rigidez torsional, como salientado por Berutti et al. A sua investigação indicou que diversas configurações da secção transversal facilitam distribuições distintas de pressões torsionais. Quando as tensões são uniformemente distribuídas pela ferramenta, a rigidez torsional aumenta de forma correspondente.[51] Zanza et al. enfatizaram o elemento crítico que influencia a durabilidade torsional dos instrumentos endodônticos rotativos de NiTi. A sua investigação indicou que o parâmetro que demonstra a associação mais substancial com a resistência à torção é o momento polar de inércia. Eles ressaltaram que a disposição da massa e da área em relação ao centro de rotação tem mais importância do que seus valores individuais.[79]

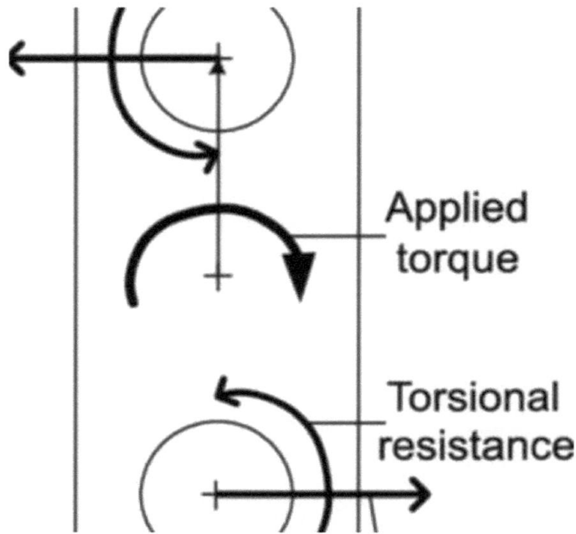

FIGURA [B]: RESISTÊNCIA À TORÇÃO

3. Maleabilidade

A maleabilidade dos instrumentos endodônticos rotativos de NiTi é uma caraterística crítica que lhes permite dobrar sem sofrer deformação permanente e assegura que mantêm a sua forma original.[81] Esta capacidade resulta da hiperelasticidade das ligas de NiTi e da sua capacidade de iniciar processos induzidos por tensão, particularmente a mudança de austenite para martensite que pode ser revertida.[82-83] Além disso, a maior capacidade de flexão das ligas Ni-

Ti é influenciada pelo seu módulo de Young, uma propriedade intrínseca da liga, que é inferior ao do aço inoxidável.[84]

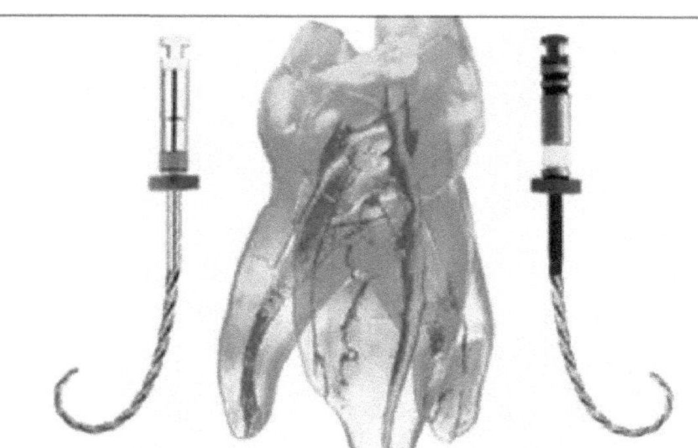

FIGURA [C]: MALEABILIDADE

4. Resistência à encurvadura

A resistência à encurvadura de um material refere-se à sua capacidade de impedir a flexão horizontal quando a pressão de contração é superior à força do instrumento endodôntico. Embora não exista um método padronizado para testar a resistência à flambagem das limas de NiTi, Lopes et al. definiram-na como a força produzida por uma flexão elástica horizontal de 1 mm. O comportamento de encurvadura é mais pronunciado na fase austenítica, uma vez que a rigidez da austenite é maior do que a da martensite.[85] Consequentemente, as limas de NiTi ricas em austenite estão melhor equipadas para resistir à deflexão lateral causada por cargas compressivas. A avaliação da resistência à deformação pode ser útil para avaliar a capacidade de penetração das limas de NiTi, particularmente em orifícios estreitos e calcificados do canal radicular. Além disso, as limas NiTi com elevada resistência à distorção são aplicáveis para remover eficazmente a guta-percha e as obturações dos canais radiculares durante os procedimentos de retratamento.[86]

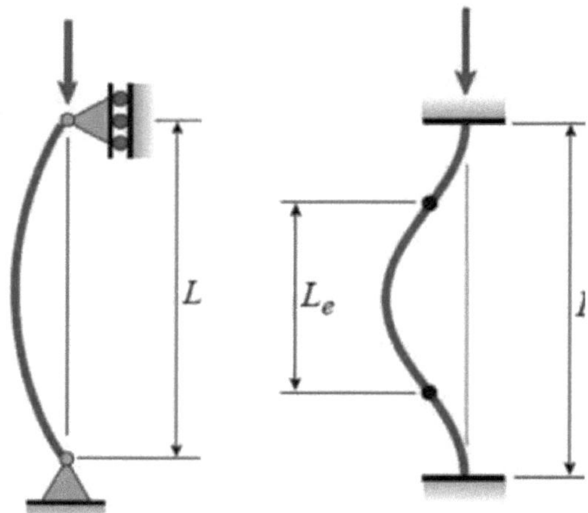

FIGURA [D]: RESISTÊNCIA À ENCURVADURA

CAPÍTULO 5: SISTEMA DE FICHEIROS ROTATIVOS

[5.1] Introdução

No final da década de 1980, Walia et al.[84] destacaram as notáveis peculiaridades das ligas anti-desintegração, levando os fabricantes a produzir instrumentos rotatórios de níquel-titânio (NiTi). Antes deste desenvolvimento, as limas endodônticas eram principalmente fabricadas à mão em aço-carbono ou aço inoxidável. Com o aço inoxidável, a dureza inerente do instrumento aumenta com o seu tamanho. Quando se negoceiam manualmente canais radiculares curvos com instrumentos manuais simples, este aumento de dureza pode levar ao transporte do canal, bem como à formação de saliências e perfurações de fecho. A pré-dobragem de instrumentos manuais em aço inoxidável era uma prática comum para evitar que estes rodassem dentro de canais curvos.[49,87] No entanto, a diminuição da probabilidade de tais erros não intencionais foi atribuída à maior flexibilidade e capacidade de dobragem das ferramentas rotativas de NiTi. Desde a década de 1990, os instrumentos de canal rotativos de NiTi sofreram transformações inovadoras na sua construção e atributos tangíveis, inaugurando uma nova era no tratamento endodôntico.

O objetivo fundamental de alterar e aumentar estes instrumentos é desenvolver um instrumento com motor de NiTi capaz de eliminar a dentina de forma eficiente e fiável, particularmente em canais radiculares complexos, apertados e curvos. Outro objetivo para o aperfeiçoamento e melhoria destes instrumentos é a simplificação do processo de limpeza e moldagem, a diminuição da quantidade de instrumentos necessários para a operação e a preservação da forma inicial do canal radicular tratado.[88] No entanto, o obstáculo mais notável associado à utilização de instrumentos rotativos, incluindo as limas de NiTi, é o risco de descolamento dos mesmos, resultante de questões como a fadiga repetitiva, a pressão de torção e a insuficiente compreensão ou conhecimento por parte do clínico.[88-90]

[5.2] Gerações

[5.2.1] Primeira geração

Este tipo de ferramenta rotativa de NiTi foi o primeiro do seu género e entrou no mercado em meados dos anos 90. As principais características significativas das limas rotativas de NiTi desta geração incluíam zonas radiais de incisão suave com uma conicidade bem posicionada que variava entre 0,04 e 0,06 ao longo de todo o comprimento de trabalho. Os instrumentos rotativos de NiTi notáveis nesta classe incluem LightSpeed Endodontics (1992), Profile-Dentsply (1993), Quantec-SybronEndo (1996), e GT system-Dentsply (1998).[88,89] Vários estudos sugeriram que as ferramentas rotativas iniciais geravam superfícies de canal uniformes, com a modelação concentrada no centro, resultando em erros de procedimento menores.[90-92] No entanto, a limitação desta geração de ferramentas rotativas de NiTi era a necessidade de múltiplas limas para atingir estes objectivos, o que aumentava a complexidade do procedimento.

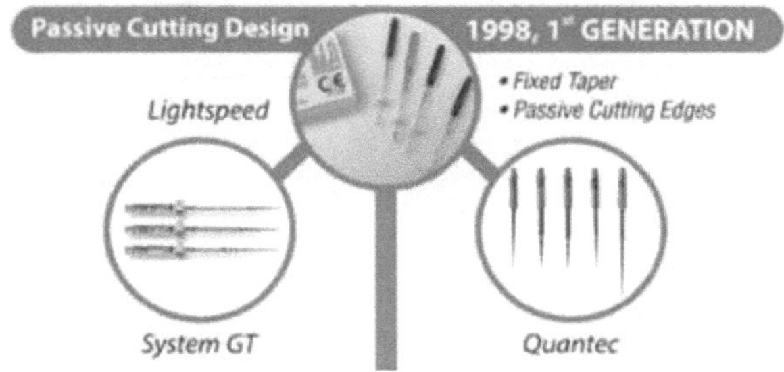

FIGURA [A]: PRIMEIRA GERAÇÃO DO SISTEMA DE FICHEIROS ROTATIVOS

Name of File	Year Of Introduction	Tip	Taper	Unique Feature
Profile	1993	Non cutting	Fixed taper of 2%,4% and 6%	Negative rake angle Passive cutting blades
Quantec	1996	Non cutting	Constant taper	Semi active cutting blades
System GT	1998	Bullet nose tip	Constant rate of taper	Variable pitch reduce the screwing in effect
Hero 642	1999	Inactive tip	Constant taper	Triple helix geometry
Flex Master	2000	Non cutting	Constant taper	K type cutting blades provide high cutting efficiency, improved torsional resistance

QUADRO [A]: PRIMEIRA GERAÇÃO DO SISTEMA DE FICHEIROS ROTATIVOS

[5.2.2] Segunda geração

Esta geração de limas Ni-Ti foi criada em 2001. Estas ferramentas apresentavam arestas de corte melhoradas com uma maior eficiência de corte, e o número de instrumentos necessários para uma limpeza e moldagem eficazes foi significativamente reduzido em comparação com as gerações anteriores. Os sistemas proeminentes desta era incluem o ProTaper Universal-Dentsply, K3-SybronEndo, Mtwo-VDW, Hero Shaper-Micro-Mega, I Race e I Race Plus-FKG Dental. Numerosas evidências também confirmaram a sua eficácia na facilitação de uma preparação rápida e na manutenção da forma primitiva do canal radicular, uniforme em casos de canais curvados e endurecidos, enquanto alguns estudiosos documentaram casos de transporte do canal e um risco acrescido de fratura do instrumento durante a utilização.[93-98]

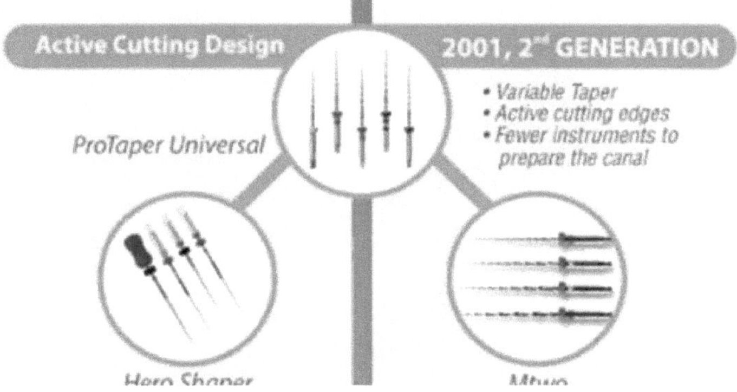

FIGURA [B]: SEGUNDA GERAÇÃO DO SISTEMA DE FICHEIROS ROTATIVOS

Name of File	Year Of Introduction	Tip	Taper	Unique Feature
Race	1999	Non cutting safe tips	Varying taper	Reamer with alternate cutting edges
Protaper	2001	Modified guiding tip	Multiple degree taper	Multiple increasing / decreasing taper
K3	2001	Safe ended tip	Constant rate of taper	Positive rake angle For Crown down preparation
Hero shaper	2002	Inactive tip	Constant taper	Positive cutting angle Adapted pitch concept
Enosequence	2004	Non cutting precision tip	Constant taper	Alternate contact point electropolished file, Variable pitch
Biorace	2011	Non cutting safe tip	Constant taper	Electrochemical surface treatment Alternating cutting edge

QUADRO [B]: SEGUNDA GERAÇÃO DO SISTEMA DE FICHEIROS ROTATIVOS

[5.2.3] Terceira geração

No final de 2007, os fabricantes começaram a implementar a tecnologia de tratamento térmico nas ligas de NiTi para melhorar as propriedades destes instrumentos, particularmente para utilização em canais radiculares curvos. Com a introdução da terceira geração de limas rotativas de NiTi, os fabricantes colocaram uma ênfase significativa na otimização das propriedades metalúrgicas da liga de NiTi através de técnicas precisas de aquecimento e arrefecimento. Este processo resultou numa redução da fadiga cíclica e minimizou significativamente o risco de separação do instrumento, uma qualidade muito procurada pelos profissionais. A aplicação de tecnologias como a M-Wire e a R-Phase, juntamente com a utilização de métodos de maquinação por descarga eléctrica, levou ao desenvolvimento de instrumentos com uma forte capacidade de recuperação e baixa probabilidade de descolamento. [98-101] As ferramentas notáveis dentro deste grupo incluem a lima XF-SybronEndo K3, a série GTX-Dentsply Profile, a lima de memória controlada (CM) (HyFlex CM) da Coltene e a Vortex Blue (Dentsply Tulsa). Estas limas foram submetidas a processos de tratamento térmico que aumentaram a sua adaptabilidade e segurança. As propriedades CM ajudam o instrumento a manter a forma do canal radicular durante e após a remoção. As limas Flex (NeoEndo), que foram submetidas a um tratamento térmico com ouro, demonstraram uma maior eficiência de corte, bem como uma maior resistência à fadiga cíclica. [102-103]

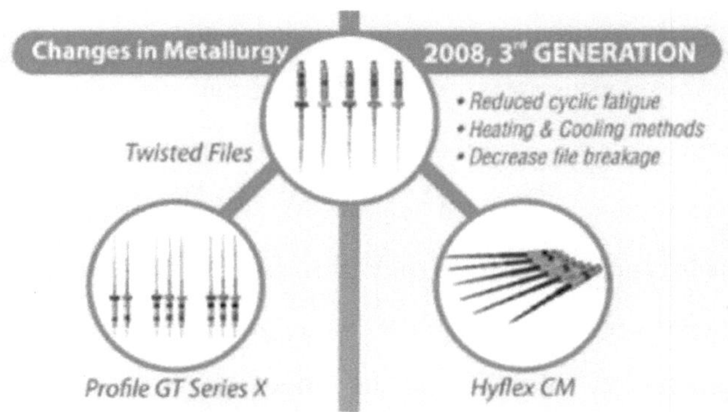

FIGURA [C]: TERCEIRA GERAÇÃO DO SISTEMA DE FICHEIROS ROTATIVOS

Name of File	Year Of Introduction	Tip	Taper	Unique Feature
Twisted	2001	Safety tips	Constant taper	R-phase of NiTi alloy positive rake angle
Wave one	2012	Modified tip	Variable taper	Reciprocating motion
Hyflex	2012	Safety tips	Constant taper	Controlled memory NiTi files

QUADRO [C]: TERCEIRA GERAÇÃO DO SISTEMA DE FICHEIROS ROTATIVOS

[5.2.4] Quarta geração

A reciprocidade, uma técnica no tratamento de canais radiculares, foi inicialmente apresentada por um dentista francês

Blanc, no final da década de 1950. Envolve um movimento repetitivo ou vertical, em vez de uma rotação completa da ferramenta rotativa de NiTi. A teoria da reciprocidade na preparação do canal levou ao desenvolvimento da quarta geração de ferramentas rotativas de NiTi. Com esta técnica, o grau de rotação é igualmente distribuído tanto no sentido dos ponteiros do relógio como no sentido contrário, permitindo uma esterilização profunda eficaz e o contorno do canal com uma técnica de limagem singular. Esta abordagem tem sido bem sucedida na consecução do objetivo mútuo de desobstrução e moldagem abrangentes do sistema de canais endodônticos. Vários estudos demonstraram a eficácia dos sistemas de lima singular WaveOne e One Shape na redução do número de bactérias na passagem do canal radicular, mantendo a forma primitiva do canal. Os instrumentos notáveis da categoria de quarta geração incluem o WaveOne da Dentsply (SAF) da ReDent Nova, a lima auto-ajustável, e o Reciproc da VDW. [102,104-108]

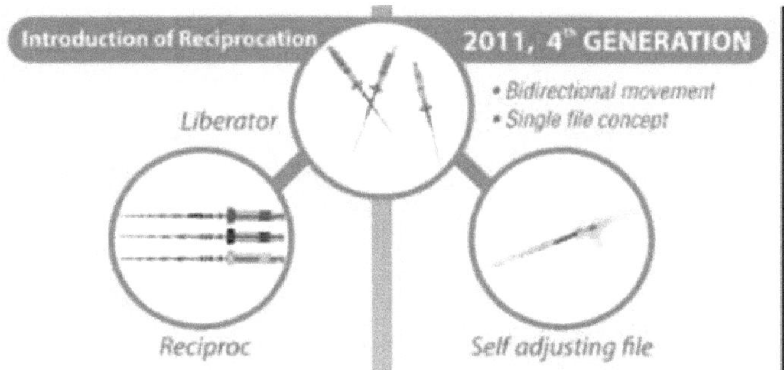

Name of File	Year Of Introduction	Tip	Taper	Unique Feature
Self Adjusting File (SAF)	2010	Pointed cylinder	Adapts to canal	Compressible open tube design Up & down, back & froth motion

QUADRO [D]: QUARTA GERAÇÃO DO SISTEMA DE FICHEIROS ROTATIVOS

[5.2.5] Quinta geração

Na quinta geração de ferramentas rotativas de NiTi, a eficiência da modelação do canal foi significativamente melhorada através do reposicionamento estratégico do centro de rotação. Estas limas foram especificamente concebidas para gerar uma onda de movimento mecânico distribuída uniformemente por todo o comprimento da lima de NiTi, resultando numa capacidade de corte melhorada e numa melhor remoção de detritos com um rotador de massa centralizado. Este inovador design offset também ajuda a minimizar os efeitos de conicidade ou de bloqueio de parafusos, reduzindo assim o risco de separação da lima. As limas notáveis desta geração incluem a HyFlex criada através de maquinação por descarga eléctrica (EDM) pela Coltene, a Revo-S pela Micro-Mega, a One

Shape pela Micro-Mega e a ProTaper Next pela Dentsply. Enquanto as ferramentas de quarta geração se baseavam na filosofia da reciprocidade, os sistemas de quinta geração, como o Revo-S e o One Shape, ambos fabricados pela Micro-Mega, funcionam com uma rotação contínua no sentido dos ponteiros do relógio dentro do sistema do canal radicular.[102] O One Shape é um sistema de lima única com especificações como 25/0,06, e apresenta instrumentos cónicos com uma secção transversal assimétrica ao longo do comprimento da lâmina, proporcionando uma secção transversal variável e um passo longo para uma maior eficiência.

No sistema One Shape, a utilização de ferramentas de trajetória de deslizamento não é obrigatória, proporcionando uma opção flexível para os profissionais. A Micro-Mega também oferece a possibilidade de utilizar limas utilizadas para finalizar o ápice. Estas limas de acabamento NiTi de utilização única foram concebidas para alargar o diâmetro do canal radicular após a conclusão da instrumentação do canal radicular com o instrumento One Shape. O sistema rotativo Revo-S NiTi, também desenvolvido pela Micro-Mega, simplifica e melhora o processo de desobstrução e moldagem do canal, exigindo a utilização de apenas três instrumentos NiTi. A secção transversal assimétrica do sistema Revo-S permite uma penetração fácil com movimentos em forma de serpente e assegura uma geometria do canal que está em conformidade com as normas biológicas e os requisitos

ergonómicos.[109]

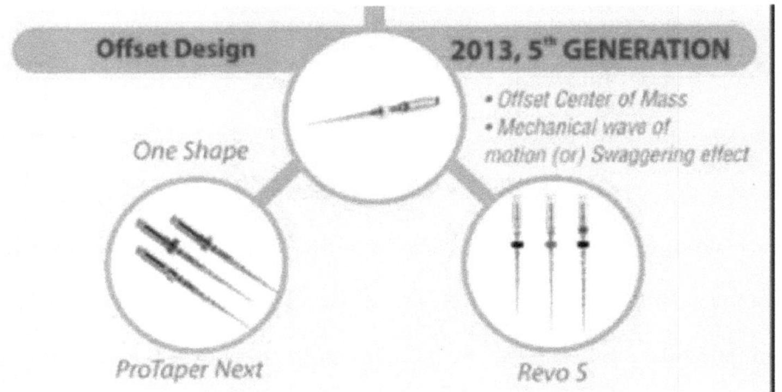

FIGURA [E]: QUINTA GERAÇÃO DO SISTEMA DE

FICHEIROS ROTATIVOS

Name of File	Year Of Introduction	Tip	Taper	Unique Feature
Revo-S	2012	Inactive tip	Constant taper	It has 3 cutting edges, all located at 3 different radiuses, R1, R2 and R3
One Shape	2013	Safety tips	Constant taper	Variable cross section
ProTaper Next	2013	Modified tip	Variable taper	Unique Asymmetric Rotary M wire technology

QUADRO [E]: QUINTA GERAÇÃO DO SISTEMA DE

FICHEIROS ROTATIVOS

[5.3] Sistema rotativo de ficheiros singulares

Os sistemas de limas singulares podem ser categorizados em dois grupos com base nos seus padrões de movimento: os que rodam e retribuem continuamente e os que aplicam movimentos contínuos.[110] O sistema WaveOne, da Dentsply-Maillefer, Suíça, e o Reciproc, da VDW, Alemanha, utilizam movimentos recíprocos, enquanto o Neoniti, da Neolix, Charles-La-Foret, França, o One Shape, da Micro-Mega, o HyFlex/EDM, da Coltene, Suíça, e o XP-endo Shaper, da FKG Swiss, implementam movimentos contínuos. Os sistemas One Shape e de lima EDM (HyFlex/EDM) foram concebidos de acordo com o princípio da reciprocidade, sendo o movimento da peça de mão controlado por um motor contínuo dentro do sistema de canais radiculares. Durante o processo EDM, são geradas faíscas à medida que a superfície do material derrete e evapora, tornando as limas EDM HyFlex mais robustas e resistentes à fragilidade em comparação com o sistema CM HyFlex. Esta combinação óptima de maleabilidade e resistência à quebra contribui para a redução da quantidade de limas necessárias para a esterilização e moldagem na terapia do canal radicular, mantendo a integridade da curvatura inicial e da estrutura do canal radicular. [104,110-112]

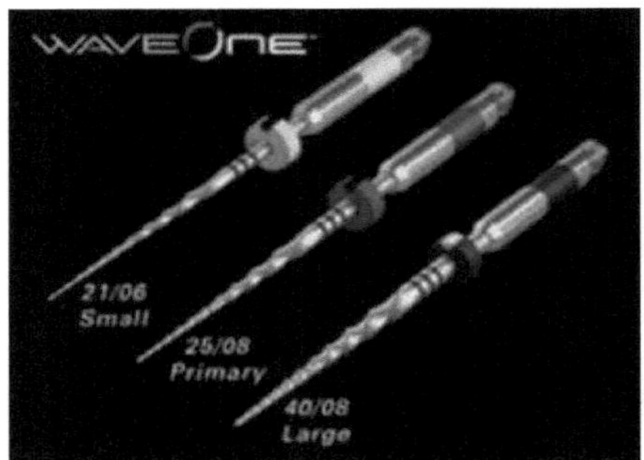

FIGURA [F]: SISTEMA ROTATIVO DE FICHEIROS SINGULAR - SISTEMA DE FICHEIROS WAVEONE

[5.4] Ficheiros auto-ajustáveis

O sistema de lima auto-ajustável (SAF) utiliza uma lima NiTi vazia sem um componente central do núcleo, garantindo um fluxo de irrigação consistente durante o processo. Esta inovação desobstrui eficazmente diversas formas de canais radiculares, incluindo canais ovais, e ajuda a germicida e a moldagem abrangentes de todas as estruturas do canal. Através da aplicação desta tecnologia avançada, o sistema consegue arrumar, moldar e eliminar uma camada consistente de dentina de todos os lados do canal radicular, evitando assim a remoção excessiva e desnecessária de componentes intactos.

113-115

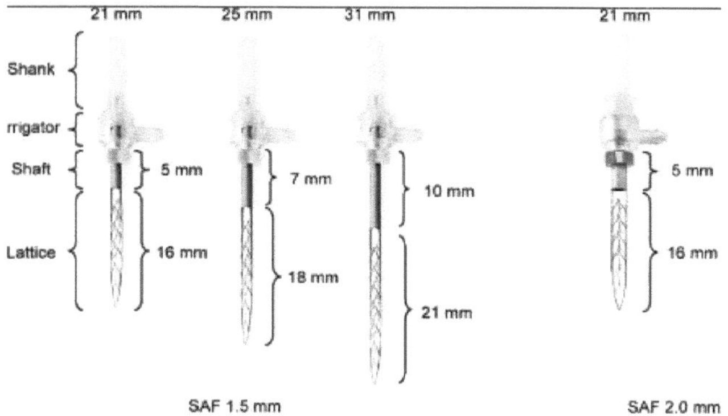

FIGURA [G]: SISTEMA DE FICHEIROS AUTO-AJUSTÁVEL

CAPÍTULO 6: SISTEMAS DE LIMAS ROTATIVAS PARA ADULTOS EM ODONTOPEDIATRIA

[6.1] Introdução

A utilização de instrumentos rotativos no domínio da endodontia infantil tem uma história que remonta a 1993. Barr et al. documentaram pela primeira vez o início das limas rotativas de NiTi para canais radiculares em dentes decíduos em 2000. Depois disso, foram introduzidos vários sistemas rotativos de NiTi com configurações ajustadas e as técnicas tornaram-se cada vez mais prevalecentes na prática da Odontopediatria.[116]

Os instrumentos rotativos NiTi oferecem procedimentos de canal radicular eficientes, seguros e precisos, minimizando a probabilidade de erros de procedimento. Contribuem para alcançar uma melhor qualidade de obturação, graças à sua conicidade melhorada.[117]

As limas rotativas são concebidas com um núcleo metálico central, uma lâmina rotativa e canais, o que as torna eficazes na modelação de canais simples, estreitos e rectos com uma secção transversal redonda. No entanto, podem ser insuficientes para canais grandes ou com formas irregulares, podendo levar à retenção de tecido contaminado. Os molares primários, por exemplo, apresentam muitas vezes canais em forma de ovo ou de fita, o que dificulta a limpeza e a modelação adequadas, particularmente com a utilização de instrumentos rotativos. Vários escavadores rotativos foram apresentados e analisados quanto à sua eficácia em procedimentos endodônticos em casos juvenis.[116]

[6.2] O sistema Protaper

O instrumento ProTaper NiTi, criado pelo Dr. Cliff Ruddle, Dr. John West e Dr. Pierre Machto, representa um novo conjunto de ferramentas para tratamentos de raízes e modelação de canais. O sistema ProTaper foi concebido com base numa ideia original e inclui apenas seis instrumentos, dos quais 3 para moldagem e 3 para acabamento.

Na população pediátrica, recomenda-se a utilização apenas das limas SX e S2 no processo de preparação para evitar o risco de perfuração lateral. A lima S1 é excluída devido ao seu tamanho reduzido, que pode não preparar eficazmente o canal radicular de um molar primário. Da mesma forma, a série F não é recomendada devido à sua maior conicidade (7%~9%) e ao potencial de desvio apical excessivo. No entanto, para dentes que estão a sofrer reabsorção radicular fisiológica, a lima F2 com uma conicidade maior (8% ~ 5,5%) pode ser uma opção mais adequada em comparação com a lima S2.[118,119]

O sistema ProTaper NiTi oferece vários benefícios e vantagens, incluindo:

- Redução da fricção durante a preparação do canal radicular
- Eficiência de corte melhorada
- Menor potencial de desprendimento de ferramentas.
- Substituto dos exercícios de Gates-Glidden
- Remoção estratégica de dentina

No entanto, existem também algumas desvantagens associadas ao sistema ProTaper NiTi, incluindo:

- Incapacidade de utilizar o instrumento duas vezes no mesmo canal radicular
- Possibilidade de rutura lateral imprevista.[118]

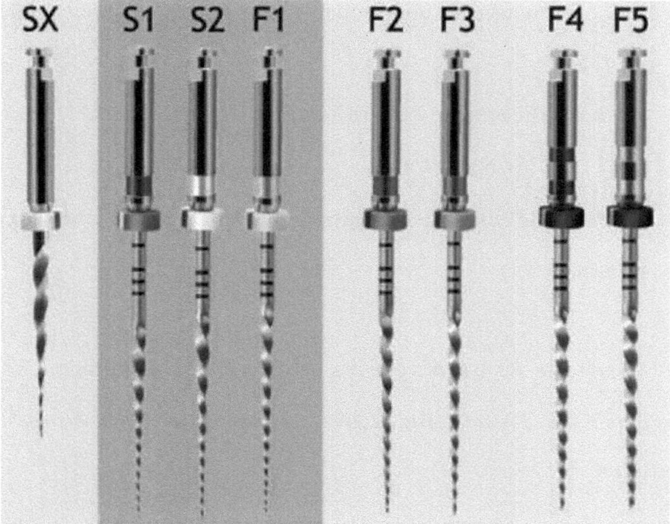

FIGURA [A]: SISTEMA DE FICHEIROS PROTAPER

[6.3] Sistema rotativo K3

O sistema de limas rotativas Nickel-Titan K3, desenvolvido pelo Dr. John McSpadden e introduzido pela SybronEndo em janeiro de 2002, tem sido utilizado em vários procedimentos dentários.[117] Quando aplicado a dentes de leite, são normalmente utilizadas as seguintes técnicas:

- O processo começa com uma lima cónica de 0,06.

- A morfologia da raiz é limpa e desenhada utilizando três limas cónicas cada vez mais sucessivas, seguindo a técnica "crown down".

- Cada ferramenta é substituída de acordo com as recomendações do fabricante.

- Após a aplicação de cada ferramenta, o canal radicular é lavado com 1 mL de NaOCl a 1%.

- O protocolo funciona normalmente a 350 rpm e com um binário mínimo.

O sistema de limas rotativas Nickel-Titan K3 oferece várias vantagens e tem algumas limitações, que são descritas a seguir:

Benefícios:

- Excelentes propriedades de corte

- Maior flexibilidade

- Capacidade de seguir a anatomia do canal

- Resistência ao aparafusamento no interior do canal

- Abrasão mínima das paredes do canal radicular

- Eficiente em termos de tempo

- Redução da tensão no canal

- Resistência à fadiga por torção e cíclica

- Maior conforto e manipulação sensorial

Limitações:

- Relativamente caro.

- Requer uma velocidade de funcionamento específica (300 a 350 rpm)

- Requer um manuseamento suave e cuidadoso, evitando a utilização forçada[120-121]

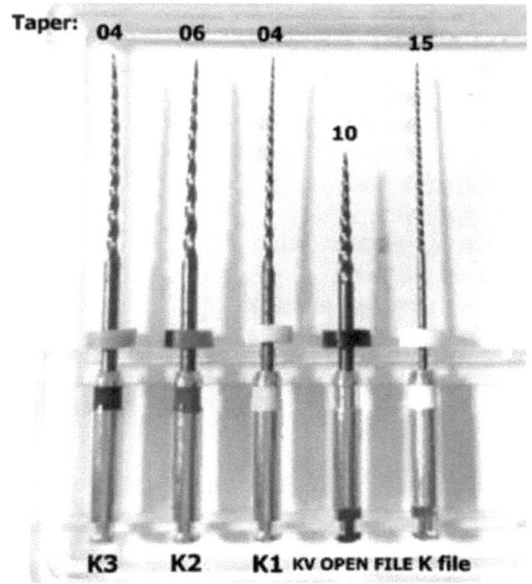

FIGURA [B]: SISTEMA DE FICHEIROS ROTATIVOS K3

[6.4] O sistema rotativo Flexmaster

As limas de níquel-titânio (NiTi) FlexMaster (FM) são consideradas um sistema de limas de última geração que tem sido utilizado com sucesso na Europa. Eis algumas das suas características e aplicações:

1. Aresta de corte: As limas FlexMaster são concebidas com uma aresta de corte que não tem zonas radiais. Esta caraterística permite uma remoção eficiente e efectiva da dentina.

2. Qualidade de construção: Estas limas são conhecidas pela sua elevada qualidade geral de construção, com o mínimo de flashes e derrames de metal.

3. Configuração da lima: As limas FlexMaster têm uma secção transversal modificada e uma forma triangular convexa com arestas de corte afiadas. A sua configuração é semelhante à das limas K, o que aumenta a sua eficácia no corte da dentina permanente.

4. Estudos clínicos: Os ensaios clínicos demonstraram a eficácia do sistema FlexMaster em várias aplicações. Por exemplo, Makarem et al. realizaram um RCT no procedimento endodôntico de segundos molares decíduos e obtiveram resultados radiográficos óptimos, reduzindo a duração da consulta. Bahroloomi et al. também propuseram a utilização do sistema Flex-Master para preparar a morfologia da raiz decídua durante o procedimento endodôntico.

Em geral, o sistema FlexMaster é conhecido pela sua eficiência e precisão nos procedimentos de canal radicular, o que o torna uma ferramenta valiosa para os profissionais de medicina dentária.

Nos dentes decíduos, o sistema Flex-Master pode ser aplicado utilizando várias técnicas para uma preparação eficiente e precisa do canal radicular durante a pulpectomia. Duas técnicas comuns são descritas a seguir:

1. Técnica de alargamento do orifício: Esta técnica envolve o alargamento das aberturas do canal utilizando o perfurador "Pathfinder file" até atingir a secção média do canal. Utiliza-se inicialmente uma lima cónica de 25/0,04 até se sentir resistência, seguida de uma lima cónica de 25/0,02 até se atingir o comprimento de trabalho. Este método permite o alargamento controlado e eficaz dos orifícios, facilitando a instrumentação subsequente.

2. Técnica de coroa descendente modificada: Outra técnica de aplicação envolve a utilização de limas rotativas Flex-Master Ni-Ti com 25 mm de comprimento num método coronal descendente personalizado. O processo inclui a utilização de várias limas, tais como cones 35/0,06, 35/0,04, 30/0,06 e 40/0,02 para moldar os canais. O procedimento é concluído com um ligeiro movimento para a frente e para trás. Quando se sente uma força contrária, a lima atual é removida e substituída pela lima seguinte na sequência. Esta técnica assegura uma abordagem sistemática e controlada para moldar

os canais, permitindo uma preparação precisa e eficaz dos canais radiculares.

Estas técnicas realçam a versatilidade e adaptabilidade do sistema Flex-Master, tornando-o numa ferramenta valiosa para vários procedimentos no tratamento de canais radiculares de dentes primários.

Embora o sistema Flex-Master ofereça uma série de benefícios para procedimentos de canal radicular em dentes decíduos, é importante ter em atenção algumas considerações:

Benefícios:

- Resultados radiográficos superiores, indicando uma preparação precisa e eficaz do canal radicular.
- Redução do tempo passado na cadeira de dentista, permitindo sessões de tratamento eficientes.

Desvantagens:

- Transmissão reduzida através dos canais, o que pode exigir cuidados e atenção adicionais durante o procedimento.
- Preparação mais rápida de canais curvos com um manuseamento mínimo, necessitando de uma monitorização

cuidadosa e de um controlo preciso dos instrumentos para evitar erros de procedimento.

A compreensão destas vantagens e desvantagens pode ajudar os profissionais a utilizar o sistema Flex-Master de forma eficaz e a tomar decisões informadas durante os procedimentos de canal radicular em dentes decíduos.[119,122,124]

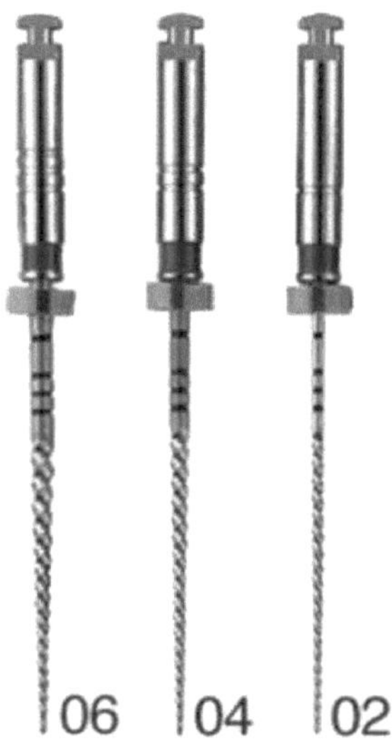

FIGURA [C]: SISTEMA DE LIMA ROTATIVA FLEXMASTER

[6.5] O sistema rotativo do Modelador de Heróis

Os sistemas de registo de segunda geração, como os dispositivos HERO da Micro-Mega em França, introduziram características inovadoras que melhoram o procedimento do canal radicular. Ao utilizar o HERO 642, as seguintes regras-chave são essenciais para garantir resultados bem-sucedidos:

1. A seleção da sequência apropriada deve basear-se na complexidade da cirurgia, incluindo uma avaliação da convexidade da morfologia da raiz e do nível de ossificação da dentina.
2. Respeitar o grau exato de penetração de cada cone utilizado durante o procedimento.
3. Obter um contorno completo da morfologia da raiz através da implementação de uma manobra de esfrega.

O cumprimento destas directrizes pode ajudar os médicos dentistas a otimizar a utilização do HERO 642 e a garantir um tratamento eficaz do canal radicular para os seus pacientes.

Na aplicação do sistema HERO 642 em dentes decíduos, a técnica Crown Down é empregue utilizando ferramentas de níquel-titânio de 21 mm com 2% e 4% de conicidade. É crucial manter uma velocidade de rotação consistente que não exceda as 600 rpm. Os níveis de penetração da lima devem respeitar as directrizes, com o instrumento 0,06 a penetrar até 2/3 do comprimento de trabalho e o instrumento 0,04 a atingir todo o comprimento de trabalho. No entanto, se o canal radicular for largo ou apenas moderadamente curvo, o instrumento 0.06 pode ser suficiente para penetrar até ao final da raiz, eliminando a necessidade do instrumento 0.04 nesses casos. Seguindo estas técnicas, os profissionais podem assegurar uma preparação eficaz e precisa da morfologia radicular para a dentição decídua utilizando o sistema HERO 642.

O sistema HERO 642 oferece várias vantagens, incluindo a necessidade de um número limitado de limas, simplificando o procedimento, reduzindo o tempo total de funcionamento, minimizando o ruído e facilitando um tratamento mais eficaz. Além disso, o sistema permite uma remoção uniforme da dentina e assegura uma forma simétrica do canal radicular. No entanto, os profissionais devem ter cuidado com o risco de quebra, evitar aplicar força na ponta da peça de mão e garantir uma velocidade de rotação constante durante a utilização. Embora o sistema HERO 642 proporcione resultados eficazes, é importante ter em conta estas considerações e potenciais desvantagens, incluindo os custos associados.[119,123,125]

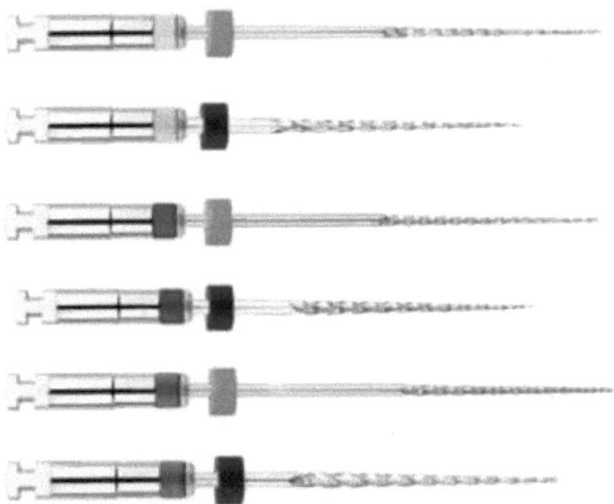

FIGURA [D]: SISTEMA DE LIMA ROTATIVA DO SHAPER HERO

[6.6] O sistema rotativo MTWO

O instrumento endodôntico Mtwo, desenvolvido pela VDW em Munique, Alemanha, representa a mais recente iteração de instrumentos rotativos de NiTi agora acessíveis na economia europeia.

Parece que o uso de limas rotativas MtwoNiTi na preparação de canais radiculares em dentes decíduos. O procedimento envolve a utilização de 10/0,04, 15/0,05, 20/0,06 e 25/0,06 de controlo de binário rotativo invariável a uma velocidade óptima de 280 rpm ao longo de todo o comprimento de trabalho.

Alguns dos benefícios notáveis do sistema Mtwo incluem o aumento da estabilidade do dispositivo, a remoção eficiente da dentina, a excelente capacidade de corte dos bordos, o transporte automático para cima dos detritos e a ausência de um efeito de parafuso durante o funcionamento. O sistema também permite horas de trabalho curtas, assegurando uma preparação eficaz sem causar uma perda desnecessária da qualidade do dente.

No entanto, é importante considerar alguns inconvenientes potenciais associados ao sistema Mtwo, tais como a sua taxa de deformação relativamente elevada, que pode levar à quebra da ferramenta, e o custo potencial, que pode ser um fator a considerar.[119,123]

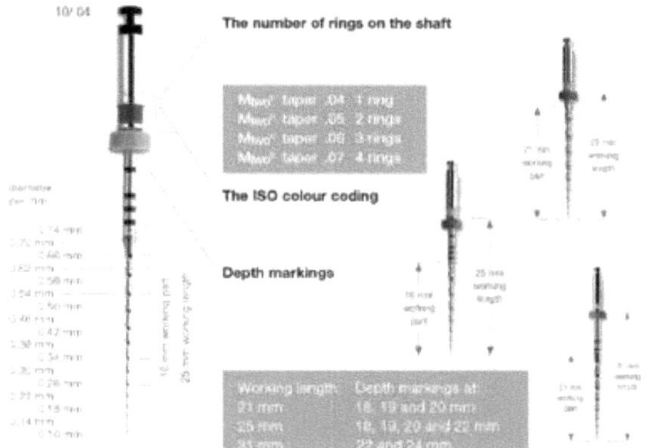

FIGURA [E]: SISTEMA DE FICHEIROS ROTATIVOS MTWO

[6.7] O sistema rotativo Wave one

O novo sistema de limas Wave One NiTi da DENTSPLY Maillefer é, de facto, uma abordagem única e inovadora à modelação do canal radicular, simplificando significativamente o processo. A utilização de uma lima manual única, seguida de uma lima Wave One única, minimiza o número de instrumentos necessários e simplifica o procedimento global, reduzindo potencialmente o tempo de cadeira e aumentando a eficiência.

As técnicas aplicadas aos dentes decíduos com o sistema de limas Wave One NiTi incluem assegurar um acesso em linha reta, selecionar a lima Wave One adequada, formatar a lima e assegurar uma lavagem abundante com NaOCl a 5% e EDTA antes, no meio e sucessivamente o processo de utilização das ferramentas. Estes passos ajudam a garantir uma preparação eficaz e eficiente do canal radicular, mantendo a integridade dos dentes decíduos.

A seleção das primeiras limas Wave One e os procedimentos clínicos envolvidos no processo são essenciais para um tratamento eficaz dos canais radiculares. Antes de iniciar o procedimento, deve ser efectuada uma radiografia IOPA pré-operatória completa para avaliar o número de canais, o calibre dos canais, a profundidade do canal e a magnitude da curva. Com base nesta avaliação, as limas Wave One Small podem ser utilizadas em canais radiculares onde as limas 10K apresentam uma resistência significativa ao movimento. Esta abordagem ajuda a garantir o sucesso da preparação da morfologia radicular.

Segue-se um guia passo a passo para a utilização das limas Wave One durante o tratamento do canal radicular:

1. Utilize as limas Wave One Primary nos canais radiculares em que as limas 10K se movem fácil ou passivamente ao longo de todo o comprimento do canal.
2. Utilize as limas Wave One Large nos canais radiculares onde as limas de 20K ou maiores se estendem a todo o comprimento.
3. Formatar um ficheiro.
4. Insira a lima de ponteiro a 2/3 do comprimento da ranhura e dê corda ao relógio.
5. Mover o ficheiro Wave One duas das três partes da morfologia da raiz.
6. Assegurar uma irrigação abundante.
7. Passe a lima manual ao longo de toda a altura do canal, confirme com um localizador de terminação radicular e, em seguida, confirme novamente com uma radiografia.
8. Insira a lima Wave One ao longo de toda a extensão do canal radicular.

9. Validar a escala do diâmetro do forame apical com uma lima manual de dimensões idênticas às da lima Wave One, assegurando uma correspondência perfeita com ferramentas adequadas.

10.Se a lima não encaixar perfeitamente na parte da ponta, tente utilizar o último tamanho da lima.

11.Utilize a lima Wave One num movimento oscilante lento, 3 a 4 repetições com um impacto mínimo.

12.Remover regularmente as limas, limpar e irrigar o canal radicular.

13.Confirme a permeabilidade do canal e, se a lima não avançar mais, considere a possibilidade de mudar para uma lima de tamanho mais pequeno.

14.Gerir minimamente a pista de deslize com os ficheiros de traçado Wave One, ou fixá-la primeiro com a ajuda dos ficheiros de traçado.

15.Executar o trabalho manual do vértice da órbita de deslizamento, que não pode ser repetido em canais muito curvos.

16.Se for utilizada durante curtos períodos de tempo, o movimento de esfregar da lima Wave One pode facilitar o movimento da entrada do canal radicular e alargar a configuração coronal.

17. Assegurar uma lavagem intensa e contínua com NaOCl e depois com EDTA, evitando a utilização de instrumentos em canais radiculares secos.

18. Ativar soluções de irrigação para melhorar a eficácia em tempos de preparação rápidos, utilizando de forma ideal o EndoActivator (DENTSPLY Maillefer).

A utilização de limas Wave One no tratamento de canais radiculares oferece várias vantagens:

1. Um aparelho por dente: O sistema Wave One permite-lhe utilizar uma única lima para a maioria dos casos, reduzindo a necessidade de várias limas e simplificando o procedimento.

2. Preço baixo: Pode ser uma solução económica para o tratamento do canal radicular.

3. Menos separação de instrumentos: As limas Wave One foram concebidas para reduzir o potencial de separação dos instrumentos, aumentando a segurança durante o procedimento.

4. Reduz o tempo total de moldagem: A capacidade de corte eficiente destas limas pode ajudar a acelerar o processo de preparação da morfologia da polpa radicular.

5. Elimina as imprecisões operacionais: A utilização de um ficheiro único reduz a possibilidade de erros processuais e o risco de contaminação anterior é minimizado.

Estas vantagens fazem da Wave One uma opção cómoda e eficiente para a modelação e limpeza dos canais radiculares. No entanto, é essencial utilizar o sistema corretamente e seguir as técnicas recomendadas para obter os melhores resultados.[119, 125,126]

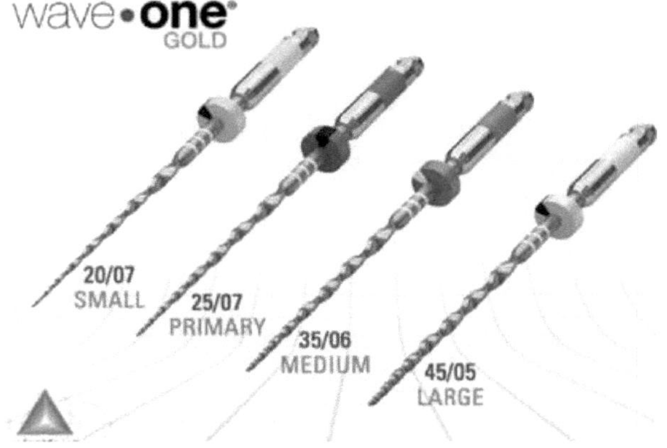

FIGURA [F]: SISTEMA DE FICHEIROS ROTATIVOS DA ONDA 1

CAPÍTULO 7: ADVENTO DOS INSTRUMENTOS ROTATIVOS DEDICADOS À DENTISTERIA PEDIÁTRICA

[7.1] Introdução

As intervenções endodônticas para a população pediátrica registaram avanços com o desenvolvimento de sistemas de limas endodônticas pediátricas especializadas e adaptadas, com comprimentos e cones modificados. Estas modificações foram efectuadas para ultrapassar as dificuldades na instrumentação dos espaços pulpares dos dentes decíduos. Entre estes sistemas, destacam-se o Kedo-S da Reeganz Dental Care Pvt. Ltd., Índia, Pro AF Baby Gold da Dentobizz, Índia, DXL-Pro Pedo da Kraft Dental, Índia, Prime Pedo da Sky International Enterprises, Índia, Pedo Flex da Orikam Health care, Índia, limas rotativas Sani Kid da Chengdu Sani Medical Equipment Co. Ltd., China, limas Denco Kids por Shenzhen Denco Medical Ltd., China.[127]

[7.2] Kedo-S

O sistema de limagem rotativa Kedo S oferece uma abordagem especializada ao tratamento de canais radiculares em dentes decíduos. O seu design e características adaptam-se a diferentes tipos de canais de dentes primários, assegurando uma preparação eficiente e precisa. Aqui estão alguns pontos-chave sobre o sistema de limagem rotativa Kedo S:

1. Sistema de três limas: O sistema Kedo S é composto por três limas - D1, E1 e U1, cada uma delas para tipos específicos de canais dentários primários.

2. Desenho específico para diferentes canais: A lima D1 foi concebida para canais radiculares mais estreitos, particularmente em molares primários. A lima E1 destina-se a canais mais largos, e a lima U1 foi concebida para utilização em incisivos.

3. Material e construção: As limas são feitas de liga de níquel-titânio, garantindo durabilidade e flexibilidade durante o processo de preparação do canal radicular. A secção transversal triangular e as pontas não cortadas contribuem para uma remoção eficaz da dentina.

4. Ângulo de inclinação negativo com conicidade variável: As limas têm um ângulo de inclinação negativo e uma conicidade variável (VV), o que ajuda a navegar e a preparar eficazmente a anatomia complexa dos canais dos dentes primários.

5. Comprimento e dimensões: As limas Kedo S têm um comprimento de 16 mm, com diferentes diâmetros de ponta e cones (D1 - 0,25 ISO, E1 - 0,30 ISO, U1 - 0,40 ISO), permitindo um tratamento preciso e personalizado para diferentes tipos de canais de dentes primários.

O sistema de limagem rotativa Kedo S oferece aos clínicos uma solução fiável e eficiente para o tratamento de canais radiculares em dentes decíduos, tendo em conta as variações anatómicas e as dimensões específicas dos canais dos dentes decíduos.[128-129]

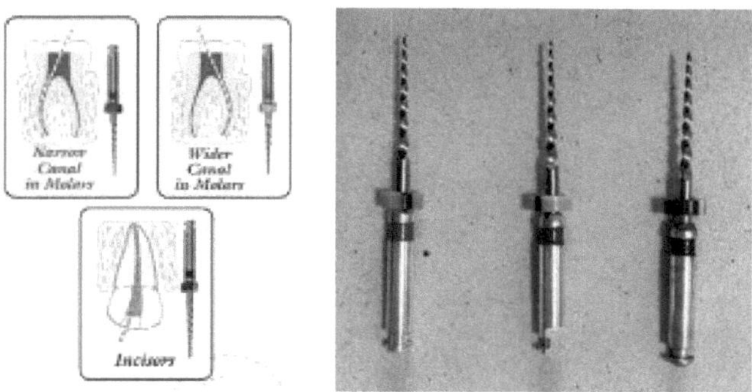

FIGURA [A]: SISTEMA DE FICHEIROS KEDO-S

[Kedo SG

O estudo realizado por Ganesh Jeevanandan esclarece os benefícios da utilização das limas rotativas Kedo-SG para uma preparação eficaz dos canais radiculares e uma melhor qualidade das obturações dentárias. Os resultados sugerem que o grupo Kedo-SG Blue apresentou uma percentagem mais elevada de obturações dentárias óptimas em comparação com outros grupos. Além disso, o estudo indica que o grupo Kedo-SG Blue registou uma dor pós-operatória atenuada em comparação com o grupo Kedo-SH no primeiro dia e, ao sétimo dia, ambos os grupos não referiram qualquer dor pós-operatória. Isto realça a importância de conseguir uma obturação óptima do canal radicular, uma vez que parece estar associada a uma redução da dor pós-operatória em crianças.

O relatório do caso de Swati Garg destaca a eficácia do sistema de limagem rotativa Kedo-SG na abordagem de canais radiculares complexos e tortuosos em dentes decíduos. A eficiência do sistema não só permite um procedimento mais rápido, como também contribui para melhorar a qualidade do tratamento. Com base nestas conclusões, o relatório sugere a utilização das limas rotativas Kedo-SG como uma abordagem recomendada para procedimentos de pulpectomia em dentes decíduos. [130-.131]

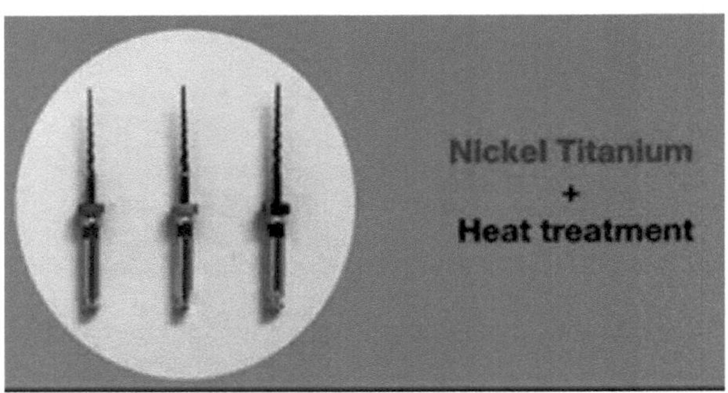

FIGURA [B]: SISTEMA DE FICHEIROS KEDO-SG

[7.4] Kedo SG Azul

A geração Kedo-SG Blue melhorada, que inclui as limas D1, E1 e U1, apresenta um revestimento de óxido de titânio que melhora significativamente a resistência à fadiga cíclica. São excecionalmente maleáveis e apresentam um aumento de 75% na resistência à fadiga cíclica em comparação com a geração anterior. A eficiência incomparável da lima Kedo SG Blue é atribuída à sua camada de titânio adicionada e ao aumento da maleabilidade, tornando-a mais apta a manobrar através de canais radiculares estreitos e facilitando um melhor fluxo do material de obturação. O estudo de Priyadarshini et al., que efectuou uma comparação clínica envolvendo a lima K manual, a lima Kedo S, a lima Kedo SH e a lima Kedo SG Blue, comprovou a otimização das limas Kedo SG Blue em relação a todas as outras.[130-131]

Os atributos distintivos da Kedo-SG Blue não só aumentam a sua eficiência como também evitam a separação inadvertida da lima, distinguindo-a da sua antecessora, as limas Kedo S. Em 2021, S. Sruthi et al. realizaram um estudo que avaliou a qualidade das obturações e o tempo necessário para a instrumentação utilizando as limas Kedo-SG Blue, Kedo-SH e limas K manuais alternativas na dentição mandibular. Este ensaio controlado aleatório duplamente cego demonstrou que a lima rotativa Kedo-SG azul reduziu significativamente o tempo de instrumentação em comparação com a lima manual Kedo-SH e a lima K manual recíproca.[128-131]

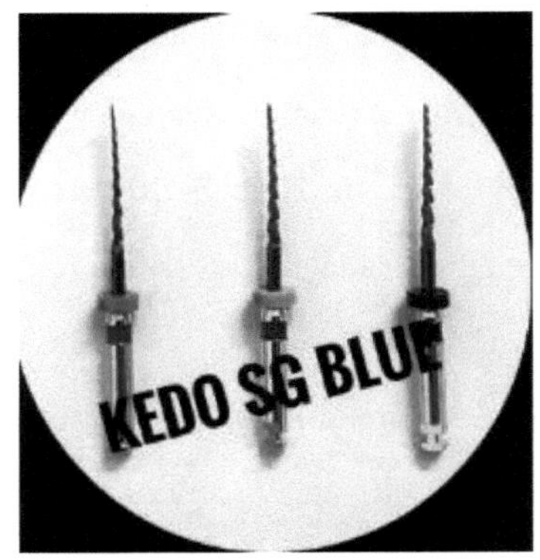

FIGURA [C]: SISTEMA DE FICHEIROS KEDO- SG BLUE

[7.5] Praça Kedo S

A última geração destas limas inclui as limas P1 para molares e A1 para dentes anteriores, ambas com secções transversais variáveis. Especificamente, a porção apical de 5 mm apresenta uma geometria trilateral em posição de três pontos com a morfologia da raiz, enquanto o segmento coronal de 7 mm apresenta uma secção transversal em forma de lágrima com três pontos em contacto com o canal bicêntrico. Este desenho ajuda a reduzir a ressecção da dentina do ápice e resulta numa abordagem de moldagem reservada.

O sistema Kedo-S Square oferece uma série de vantagens, incluindo
- Flexibilidade excecional
- Redução da necessidade de remoção de dentina

- Aumento da resistência à fadiga cíclica, atribuído ao revestimento de TiO2.

O estudo realizado por Lakshmi Lakshmanan em 2020 centrou-se na observação da qualidade das obturações dentárias e do tempo necessário para as obturações através da utilização de limas Kedo-S Square, limas H e limas K em molares primários. O ensaio aleatório controlado revelou uma diferença estatisticamente significativa no tempo do procedimento entre os três grupos, com o grupo da lima Kedo-S Square a demonstrar o menor tempo de procedimento (73,4 segundos). Além disso, foi observada uma disparidade significativa na qualidade das obturações entre os grupos, com o grupo da lima Kedo-S Square a apresentar uma percentagem mais elevada de obturações óptimas (67%). De acordo com os resultados do estudo, o sistema rotativo oferece uma melhor qualidade de obturação com uma maior proporção de obturações óptimas e um tempo de instrumentação reduzido em comparação com a instrumentação manual.[128-131]

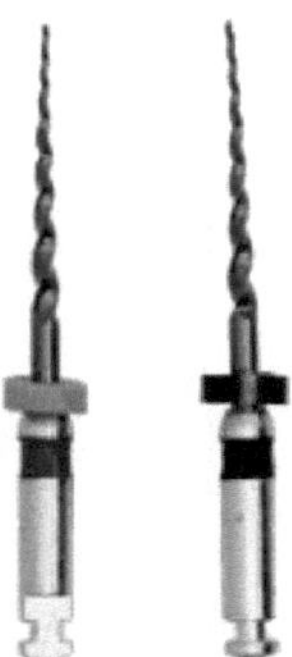

FIGURA [D]: SISTEMA DE FICHEIROS QUADRADO KEDO- S

[7.6] Ficheiros de ouro para bebés da AF pedófila

A lima Pro AF Baby Gold é uma lima rotativa especializada, concebida para utilização em odontopediatria, que utiliza a tecnologia NiTi CM-Wire para garantir flexibilidade e uma conicidade consistente de 4% e 6%. Este sistema é composto por cinco limas de 17 mm de comprimento, necessitando normalmente de apenas duas limas para a preparação. As limas Pro AF Baby Gold são fabricadas com fios de NiTi flexíveis. Fio de liga com memória de forma (CM) NiTi processado termicamente. Com cones constantes de 4% (limas B1, B2, B4, B5) e 6% (lima B3), a tecnologia do fio CM reduz significativamente as distorções durante a preparação do canal e minimiza a probabilidade de separação das limas.

A lima Pro AF Baby Gold foi concebida com um fio de navalha para uma proficiência de corte excecional e uma superfície bem polida, obtida através de uma tecnologia avançada de refinamento da superfície. Além disso, possui uma ponta arredondada com uma ação abrasiva precisa. Estas características distintivas contribuem para o desempenho da lima Pro AF Baby Gold, demonstrando uma eficácia comparável à da lima verde Kedo SG. Nilesh Rathi realizou uma avaliação comparativa em 2021 para avaliar a eficácia da limpeza e remoção de detritos da terminação radicular utilizando duas limas endodônticas rotativas pediátricas.

Os resultados de um estudo in vitro revelaram que o grupo da lima rotativa Pro AF Baby apresentou quantidades significativamente mais baixas de detritos extrudidos na terminação da raiz em comparação com o grupo da lima rotativa Kedo-S. Além disso, a lima rotativa Pro AF Baby Gold demonstrou um efeito de limpeza notavelmente superior na área apical quando comparada com a lima rotativa Kedo-S. Embora todos os instrumentos tenham levado a algum grau de extrusão de detritos dos dentes decíduos, as limas Pro AF Baby Gold foram associadas a uma menor protrusão de detritos na ponta. Anshula Deshpande realizou um estudo em 2020 para avaliar a dor pós-operatória após a preparação manual do canal radicular e a lima rotativa em molares primários. O estudo, um ensaio controlado aleatório, indicou que não existia uma diferença significativa na gravidade da dor 6 horas após o procedimento entre o grupo da lima manual e o grupo Pro AF Baby Gold. No entanto, foi observada uma distinção substancial na severidade da dor entre os grupos 12,48 horas após o procedimento. É de salientar que nenhum dos participantes necessitou de medicação para a dor em qualquer altura durante o estudo.[130-132]

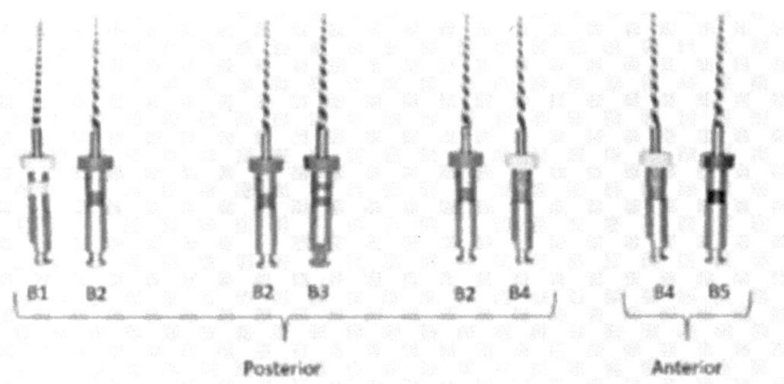

FIGURA [E]: SISTEMA DE FICHEIROS PEDO AF BABY GOLD

[7.7] Ficheiros pedófilos de primeira linha

A comparação entre as limas rotativas Prime Pedo™ e DXL-Pro™ Pedo com as limas H convencionais em canais radiculares de dentes decíduos, conforme estudado por Katge, revelou que tanto as limas DXL-Pro como a Prime Pedo demonstraram uma eficácia de limpeza superior no terço coronal e apical do canal radicular em comparação com as limas H. Embora não tenham sido observadas diferenças estatisticamente significativas entre a Prime Pedo e a

DXL-Pro, o estudo não encontrou distinções significativas entre os três sistemas de limas no terço médio do canal radicular. Consequentemente, as limas rotativas pediátricas foram sugeridas como uma alternativa às limas H convencionais para uma instrumentação mais eficaz do canal radicular na endodontia pediátrica de rotina.[124,130]

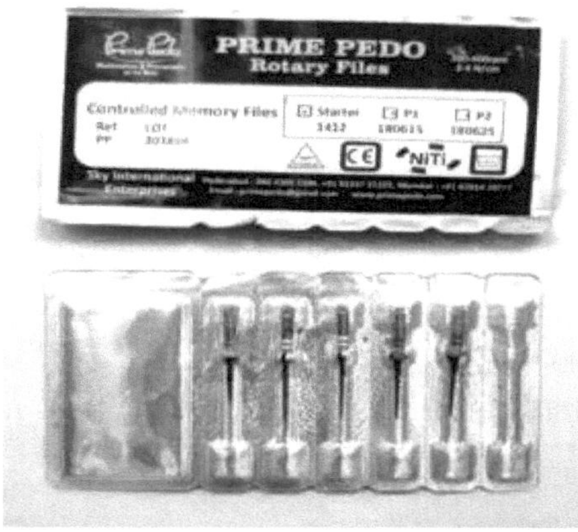

FIGURA [F]: SISTEMA DE FICHEIROS PEDO PRIME

[7.8] Ficheiros DXL-PRO-TM

As limas DXL-Pro™ foram concebidas com uma cabeça de guia sem corte e uma transecção triangular curva para o exterior, incorporando a tecnologia CM. Estas características contribuem para uma maior eficiência de limpeza e melhores capacidades de vedação das limas em comparação com as limas Prime Pedo.[124,134,135]

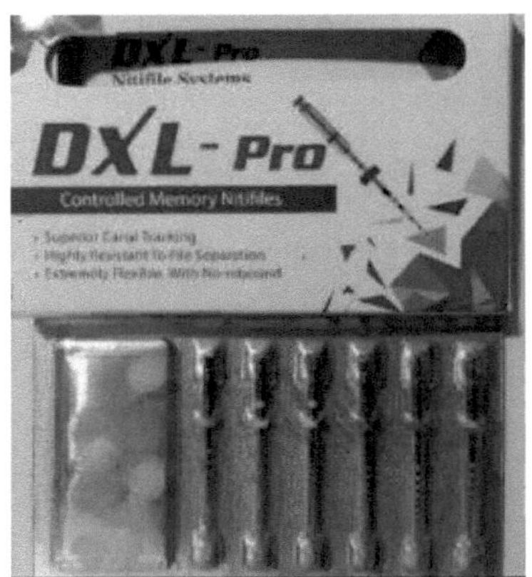

FIGURA [G]: SISTEMA DE FICHEIROS DXL-PRO-TM

[7.9] Ficheiros Pedo Flex

A introdução da lima rotativa Neoendo Pedoflex aborda os desafios enfrentados pelos clínicos quando utilizam limas rotativas tradicionais de níquel-titânio (Ni-Ti) concebidas para dentes permanentes em dentes decíduos. Com um comprimento reduzido de 16 mm e uma conicidade de 4%, a lima rotativa Pedoflex foi concebida para se adaptar melhor às características anatómicas únicas dos dentes decíduos, facilitando procedimentos de limpeza e moldagem mais eficazes.[135]

A lima rotativa Neoendo Pedoflex está equipada com uma série de características que melhoram a sua utilização e desempenho para procedimentos de canais radiculares de dentes primários. O seu processo simplificado de encomenda de limas permite um processamento rápido e eficiente, e o seu design exclusivo permite um desempenho de corte eficiente e versatilidade, tornando-a adequada para vários tipos de canais radiculares de dentes primários. A lima funciona a uma velocidade de 350 rpm e um binário de 1,5 Ncm, e está disponível numa embalagem de três limas para maior comodidade e praticidade durante os procedimentos dentários.[133,135]

a. Os passos que forneceu descrevem uma abordagem sistemática à preparação do canal radicular, que é crucial para um tratamento eficaz. Aqui está um resumo:

1. Comece por preparar a cavidade pulpar e localizar a abertura do canal.

2. Utilizar limas k de tamanhos apropriados, tais como #10 e #15, para penetrar no canal radicular e deduzir o comprimento de trabalho, verificando com radiografias.

3. Utilize a lima Pedo-flex num movimento de escovagem. Avance suavemente a lima até encontrar uma ligeira resistência e, em seguida, escove-a para fora do canal. Repita este processo até atingir o comprimento de trabalho pretendido.

4. Limpe regularmente o sulco cortado durante o procedimento, assegurando-se de que irriga bem o canal. Termine fechando o canal com uma lima K.

5. Manusear sempre a lima Pedo-flex com um toque ligeiro, evitando qualquer ação forçada para evitar possíveis danos.

As melhorias no design e as características únicas da lima Pedo Flex demonstram uma abordagem cuidadosa para enfrentar os desafios associados às limas NiTi tradicionais, particularmente em pacientes pediátricos. Ao ajustar o comprimento e a conicidade e ao incorporar uma ponta de segurança não cortante, a lima aumenta a segurança e a precisão durante os procedimentos de canal radicular. No entanto, o impacto do processo de tratamento térmico na capacidade de corte da lima deve ser cuidadosamente considerado para garantir uma remoção óptima da dentina e obturações de alta qualidade. A monitorização e avaliação regulares do desempenho do instrumento são necessárias para manter a sua eficácia durante os tratamentos endodônticos pediátricos.[132,135]

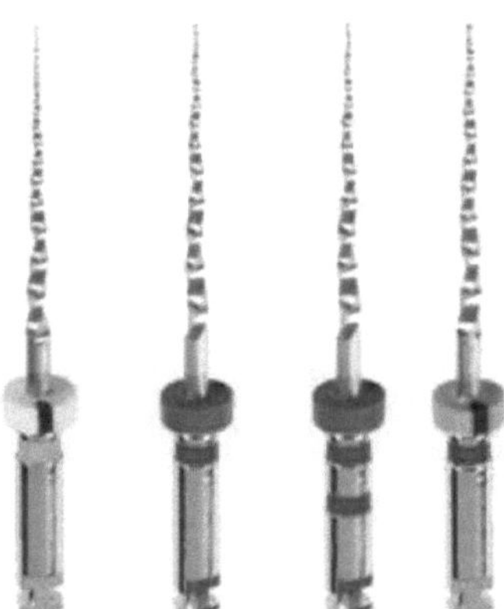

FIGURA [H]: SISTEMA DE FICHEIROS PEDO FLEX

[7.10] Ficheiro XP-endo Shaper

A introdução da lima XP-endo Shaper representa uma abordagem inovadora aos procedimentos endodônticos mecanizados. A utilização da liga de NiTi melhorada e tratada termomecanicamente aumenta a flexibilidade da lima e a resistência à fadiga cíclica, abordando preocupações comuns associadas às limas convencionais. As seis arestas de corte e a transição suave entre a cabeça e a haste contribuem para o seu desempenho de corte eficiente e eficácia geral durante os tratamentos de canal radicular. As características de design da lima XP-endo Shaper oferecem um potencial promissor para melhorar os resultados dos procedimentos endodônticos, e a investigação e avaliação clínica contínuas serão fundamentais para avaliar os seus benefícios e aplicações a longo prazo.

A natureza adaptativa da lima XP-endo Shaper, caracterizada pela sua transformação de forma dependente da temperatura, permite uma preparação eficaz e precisa do canal radicular. A capacidade da lima para se adaptar às condições específicas de temperatura no interior do canal radicular permite uma moldagem óptima utilizando uma única lima, eliminando o pré-requisito de vários tamanhos graduais. A sua utilização com movimentos verticais ligeiros no sentido do comprimento de trabalho aumenta a sua eficiência e assegura uma perturbação mínima da estrutura circundante do canal radicular. Ao tirar partido destas características de design inovadoras, a lima XP-endo Shaper oferece uma solução promissora para tratamentos de canais radiculares eficientes e fiáveis.

Os resultados do estudo realizado por Bhaggyashri et al. sublinham os resultados favoráveis associados à utilização das limas XP-endo Shaper no contexto de procedimentos de pulpectomia para molares primários. Os resultados revelaram uma redução significativa no tempo de conclusão da instrumentação em comparação com a utilização da lima Kedo-S e da lima K. Além disso, a técnica adaptada envolvendo as limas XP-endo Shaper demonstrou uma qualidade superior de obturação do canal radicular, indicando a sua eficácia na obtenção de resultados de tratamento óptimos. No geral, estes resultados realçam as vantagens práticas da incorporação das limas XP-endo Shaper no processo de pulpectomia, enfatizando o seu papel na simplificação dos procedimentos e no aumento da eficácia do tratamento.

A distinção no modo de funcionamento do Adaptive XP-endo Shaper, em comparação com as limas rotativas tradicionais de NiTi, representa um avanço significativo na instrumentação endodôntica. Embora as limas rotativas convencionais ofereçam uma maior flexibilidade, a sua forma fixa e o seu cone podem limitar a sua eficácia, particularmente em canais com formas irregulares e em forma de fita. A Adaptive XP-endo Shaper, com o seu design em forma de serpente e envelope de movimento flexível, resolve esta limitação permitindo uma adaptação eficaz a várias formas de canais, incluindo canais ovais e em forma de fita, normalmente encontrados em molares primários. Esta adaptabilidade permite uma preparação mais abrangente e eficiente do canal, garantindo uma limpeza e modelação completas, mesmo em anatomias complexas do canal. Como resultado, a lima Adaptive XP-endo Shaper demonstra a sua utilidade no aumento da eficácia dos procedimentos endodônticos e contribui para melhorar os resultados do tratamento, especialmente em casos difíceis que envolvem molares primários.[133,135,136]

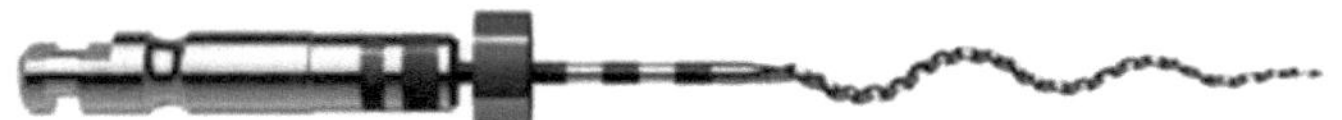

FIGURA [I]: FICHEIRO XP-ENDO SHAPER

CAPÍTULO 8: CONTRATEMPOS E FALHAS DO SISTEMA DE FICHEIROS ROTATIVOS

[8.1] Introdução

A instrumentação do sistema de canais radiculares (SCR) é um procedimento delicado que exige precisão e uma execução cuidadosa para evitar erros de procedimento. Durante o processo, podem surgir várias complicações, tais como o corte coronal, o fecho de correr, a perfuração do canal e a migração apical, o que pode comprometer os resultados do tratamento. Entre estas complicações, a ocorrência de separação de limas é particularmente preocupante, dada a sua frequência e impacto no procedimento global. A quebra de instrumentos endodônticos no interior do canal radicular pode impedir a limpeza e a moldagem adequadas, dificultar a desinfeção eficaz e impedir a obturação completa do sistema de canais radiculares. Dependendo da localização da fratura da lima, o prognóstico do tratamento pode ser significativamente afetado, resultando potencialmente no fracasso do tratamento. Assim, os profissionais devem aderir a técnicas meticulosas e empregar medidas preventivas para minimizar o risco de separação da lima e outros erros de procedimento durante o tratamento do canal radicular.[124,137]

[8.2] Fadiga cíclica

Um aspeto essencial dos desafios associados ao tratamento dos canais radiculares, nomeadamente no que diz respeito ao conceito de fadiga cíclica. É verdade que a falta de flexibilidade dos instrumentos, especialmente em canais muito curvos, pode contribuir para o aumento da fadiga cíclica, levando a uma potencial falha do instrumento. As tensões repetitivas de tração e compressão sofridas durante a rotação do instrumento podem deformar o material, levando a alterações estruturais e a uma diminuição da resistência a novas tensões, aumentando, em última análise, o risco de separação da lima. Para além disso, a utilização de limas de aço inoxidável pré-curvadas para a abertura de canais curvos pode contribuir ainda mais para a fragilidade e subsequente quebra. Compreender as limitações de vários materiais e técnicas na gestão de canais curvos é crucial para os profissionais de endodontia para garantir resultados de tratamento bem sucedidos e minimizar o risco de complicações processuais.[138,139]

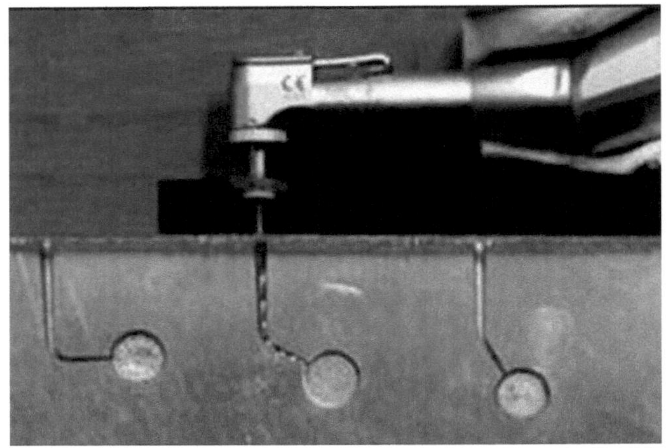

FIGURA [A]: FATIGUE CÍCLICA

[8.3] Fadiga por flexão

Outra questão crítica em endodontia - o risco de separação de instrumentos. O uso excessivo de uma lima, a tensão de torção excessiva ou outros factores como fraquezas pré-existentes na lima podem contribuir para a separação do instrumento. É verdade que o número de utilizações pode aumentar o risco de separação, mas, como mencionou, é difícil prever quando uma lima irá falhar.[140]

A inspeção de rotina dos ficheiros para detetar sinais de danos ou deformidades é uma boa prática para identificar potenciais problemas antes que estes conduzam à separação. A monitorização regular do estado dos ficheiros e a sua utilização criteriosa podem ajudar a reduzir o risco. O advento dos ficheiros de utilização única foi uma tentativa de atenuar o problema, uma vez que elimina a preocupação da utilização excessiva. No entanto, ainda podem ocorrer situações em que as limas se separam inesperadamente, o que realça a complexidade dos procedimentos endodônticos e a necessidade de um manuseamento cuidadoso e de investigação contínua para melhorar o design e os materiais dos instrumentos.[139]

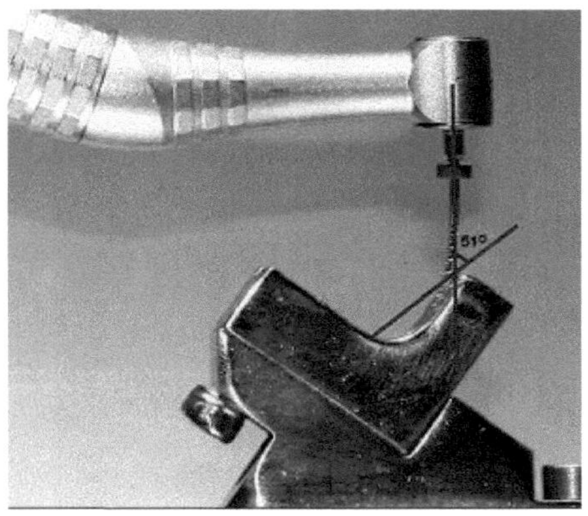

FIGURA [B]: FADIGA POR FLEXÃO

[8.4] Resistência à torção

De facto, o binário desempenha um papel fundamental na manipulação das limas no sistema de canais radiculares. A mecânica do torque em relação ao tamanho do canal e ao diâmetro da lima são considerações importantes para evitar a quebra da lima.

A criação de uma trajetória de deslizamento e a implementação da técnica Crown-Down são estratégias eficazes para gerir a fricção e reduzir a fadiga de torção. Ao empregar estas técnicas, os clínicos podem minimizar o risco de separação de instrumentos e outros erros de procedimento associados ao binário excessivo. A compreensão destes conceitos é crucial para garantir o sucesso e a segurança dos tratamentos endodônticos.[140]

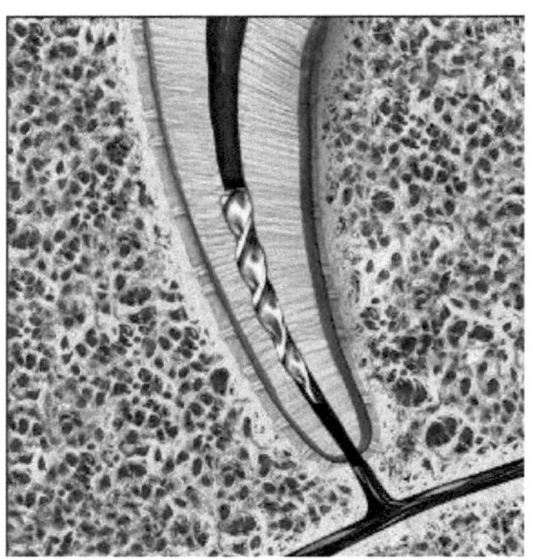

FIGURA [C]: RESISTÊNCIA À TORÇÃO

[8.5] Fracturas relacionadas com o operador

O manuseamento adequado dos instrumentos é crucial para prevenir erros de procedimento e complicações como fracturas de limas. Evitar o uso de força excessiva durante a inserção do instrumento e manter definições de velocidade e binário baixas nos motores eléctricos são estratégias fundamentais para reduzir o risco de fratura da lima e minimizar o impacto da fadiga cíclica.

A importância da proficiência do operador na gestão de instrumentos endodônticos, especialmente quando se utilizam ferramentas rotativas, não pode ser subestimada. Com formação adequada e adesão às técnicas recomendadas, os clínicos podem melhorar significativamente o sucesso global e a segurança dos tratamentos de canais radiculares.

Um guia completo para minimizar o risco de separação de limas durante os procedimentos de canal radicular.[141] Aqui estão mais algumas dicas para adicionar à lista:

1. Inspecionar regularmente os instrumentos: Inspeccione periodicamente os instrumentos antes e durante a utilização para detetar quaisquer sinais de danos, deformação ou desgaste. Elimine e substitua todas as limas que apresentem defeitos.

2. Seguir as directrizes do fabricante: Cumpra sempre as recomendações do fabricante relativamente à velocidade, binário e técnica para limas e instrumentos rotativos específicos. Diferentes instrumentos podem ter diferentes definições óptimas.

3. Considerar ficheiros de utilização única: As limas de utilização única podem reduzir o risco de utilização de um instrumento demasiado usado ou comprometido. Elas vêm pré-esterilizadas e são descartadas após um único uso.

4. Utilizar os instrumentos rotativos de forma criteriosa: Os instrumentos rotativos devem ser utilizados de forma criteriosa, especialmente em canais muito curvos ou em casos com complexidades conhecidas. Nalgumas situações, a instrumentação manual pode ser uma melhor escolha.

5. Formação dos operadores: Certifique-se de que os médicos têm formação adequada na utilização de instrumentos rotativos. A técnica e a competência adequadas desempenham um papel importante na segurança dos instrumentos.

6. Adaptar as técnicas: Ao lidar com casos difíceis, como curvaturas graves ou anatomia invulgar, considere adaptar as suas técnicas de instrumentação, incluindo a utilização de instrumentos especificamente concebidos para situações complexas.[140,142]

De facto, os procedimentos endodônticos avançaram significativamente com a introdução de instrumentos rotativos, mas é essencial garantir a sua utilização segura e eficaz. A formação adequada, a técnica e a adesão às melhores práticas ajudam a manter a integridade destes instrumentos e a minimizar complicações como a separação de limas.[142]

CAPÍTULO 9: CONCLUSÃO

As vantagens da utilização de limas rotativas, nomeadamente na endodontia pediátrica. Esses pontos enfatizam a adequação das limas Ni-Ti para crianças e os vários benefícios que elas oferecem durante os procedimentos de canal radicular para dentes decíduos. Aqui estão algumas considerações adicionais para complementar esses pontos:

1. Estratégias de gestão comportamental: A facilidade de utilização associada aos ficheiros rotativos pode contribuir para sessões de tratamento mais eficientes, particularmente nos casos em que o controlo comportamental pode ser um desafio. A implementação de estratégias de gestão comportamental juntamente com a utilização destes instrumentos pode melhorar ainda mais a experiência global de tratamento para as crianças.

2. Formação personalizada para instrumentos rotativos: A formação prévia dos médicos sobre a utilização de instrumentos rotativos, especialmente em casos pediátricos, deve ser adaptada para os ajudar a controlar de forma eficiente e precisa o comprimento de trabalho, tendo em conta a sensibilidade tátil reduzida durante a preparação apical.

3. Considerações sobre a anatomia específica do paciente: É fundamental ter em conta as diferenças anatómicas específicas

entre os dentes decíduos e os permanentes, tais como a dentina mais macia, a polpa mais fina e as raízes mais curtas e curvas. Os clínicos devem adaptar as suas técnicas em conformidade para minimizar quaisquer riscos potenciais associados às características únicas dos dentes decíduos.

4. Minimização de erros iatrogénicos: Destacar a importância de minimizar os erros iatrogénicos, como a remoção excessiva de estruturas radiculares internas e perfurações acidentais, enfatiza a necessidade de técnicas de instrumentação precisas e controladas, especialmente quando se trata de dentes decíduos.

Ao considerar estes aspectos, juntamente com os benefícios que já identificou, os médicos podem fornecer tratamentos endodônticos mais seguros e eficientes para crianças, garantindo uma experiência positiva e resultados bem-sucedidos.[143-146]

REFERÊNCIAS

1. Ingle J. Endodontia. 3a ed. Philadelphia: Lea & Febiger, 1985.

2. Cruse WP, Bellizzi R. Uma revisão histórica da endodontia, 1689-1963 (Pt. 1). J Endod 1980;6(3):495-9.

3. Grossman LI. Endodontics: then and now. Oral Surg Oral Med Oral Pathol 1971;32(2):254-9.

4. Grossman LI. Endodontics: a peep into the past and the future (Endodontia: um olhar sobre o passado e o futuro). Oral Surg Oral Med Oral Pathol 1974;37(4):599-608.

5. Bellizzi R, Cruse WP. Uma revisão histórica da endodontia, 1689-1963. (Pt. 3). J Endod 1980;6(5):576-80.

6. Maurer HJ. [A descoberta de "uma nova forma de raio" por W. C. Roentgen reflectida na imprensa]. Med Welt 1982;33(14):520-4.

7. Kakehashi S, Stanley HR, Fitzgerald RJ. The effects of surgical exposures of dental pulps in germ-free and conventional laboratory rats. Oral Surg Oral Med Oral Pathol 1965;20:340-9.

8. Stewart GG. A importância da preparação quimio-mecânica do canal radicular. Oral Surg Oral Med Oral Pathol 1955;8(9):993-7.

9. Weine FS, Buchanan LS. Controvérsias em endodontia clínica. (Pt. 1). O significado e a obturação dos canais laterais. Compend Contin Educ Dent 1996;17(11):1028-32, 35-6, 38.

10. Keller U. [Apicoectomia com obturação retrógrada utilizando Biolox. Cerâmica em vez de amálgama]. Attual Dent 1987;3(4):22-6.

11. Grossman LI. Racionalidade do tratamento endodôntico. Dent Clin North Am 1967:483- 90.

12. Schilder H. Preenchimento de canais radiculares em três dimensões. Dent Clin North Am 1967:723-44.

13. Ford TP. Relação entre o selamento das obturações radiculares e a resposta dos tecidos. Oral Surg Oral Med Oral Pathol 1983;55(3):291-4.

14. Siskin M. Técnicas cirúrgicas aplicáveis à endodontia. Dent Clin North Am 1967:745-69.

15. Ray HA, Trope M. Periapical status of endodontically treated teeth in relation to the technical quality of the root filling and the coronal restoration. Int Endod J 1995;28(1):12-8.

16. Silva LA, Nelson-Filho P, Leonardo MR, Tanomaru JM. Comparação das técnicas de instrumentação rotatória e manual na capacidade de limpeza e tempo de instrumentação em molares decíduos. J Dent Child (Chic). 2004;71:45-7.

17. Barr ES, Kleier DJ, Barr NV. Utilização de lesões rotativas de níquel-titânio para a preparação do canal radicular em dentes decíduos. Pediatr Dent. 2000;22:77-8.

18. Makarem A, Ravandeh N, Ebrahimi M. Avaliação radiográfica e tempo de cadeira de instrumentos rotativos na pulpectomia de dentes segundos molares decíduos: um ensaio clínico controlado e aleatório. J Dent Res Dent Clin Dent Prospects. 2014;8:84.

19. Govindaraju L, Jeevanandan G, Subramanian E. Conhecimento e prática da instrumentação rotativa em dentes decíduos entre os dentistas indianos: um inquérito por questionário. Int J Oral Health Dent. 2017;9:45.

20. Crespo S, Cortes O, Garcia C, Perez L. Comparação entre instrumentação rotativa e manual em dentes decíduos. J Clin Pediatr Dent. 2008;32:295-8.

21. Finn SB. Morfologia dos dentes decíduos. Clin Pedodontia. 1973;4:59-70.

22. Asikainen S, Alaluusua S. Bacteriology of dental infections. Eur Heart J. 1993 Dec;14 Suppl K:43-50. PMID: 8131787.

23. Thomas TT. III. Angina de Ludwig (Parte II): Um estudo anatómico, clínico e estatístico. Ann Surg. 1908 Mar;47(3):335-73.

24. Maisonneuve E, Chevrier J, Dubus M, Varin J, Sergheraert J, Gangloff SC, Reffuveille F, Mauprivez C, Kerdjoudj H. Infeção de células estromais da polpa dentária humana por *Streptococcus mutans*: Lançando Luz sobre a Patogenicidade das Bactérias e a Inflamação da Polpa. Front Cell Dev Biol. 2020;8:785.

25. Beltrán-Aguilar ED, Barker LK, Canto MT, Dye BA, Gooch BF, Griffin SO, Hyman J, Jaramillo F, Kingman A, Nowjack-Raymer R, Selwitz RH, Wu T., Centros de Controlo e Prevenção de Doenças (CDC). Surveillance for dental caries, dental sealants, tooth retention, edentulism, and enamel fluorosis--United States, 1988-1994 and 1999-2002. MMWR Surveill Summ. 2005 Aug 26;54(3):1-43.

26. Moore WEC, Holdeman LV, Cato EP, Good IJ, Smith EP, Ranney RR, Palcanis KG: Variação nas floras periodontais. lnf Imm 46: 720-6, 1984.

27. Hanada N. Compreensão atual da causa da cárie dentária. Jpn J Infect Dis 53: 1-5, 2000.

28. Bowden GH, Hamilton IR: Sobrevivência das bactérias orais. Crit Rev Oral Biol Med 9: 54-85, 1998.

29. Liljemark WF, Bloomquist C: Ecologia microbiana oral humana e cárie dentária e doenças periodontais. Crit Rev Oral Biol Med 7: 180-98, 1996.

30. Dymock D, Weightman AJ, Scully C, Wade WG: Análise molecular da microflora associada a abcessos dentoalveolares. J Clin Microbiol 34: 537-42, 1996.

31. Lewis MAO, MacFarlane TW, McGowan OA: Quantitative bacteriology of acute dentoalveolar abscesses. J Med Microb 21: 101-4, 1986.

32. Brook I, Frazier EH, Gher ME: Microbiologia aeróbia e anaeróbia do abcesso periapical. Oral Microbiol Immunol 6: 123-5, 1991.

33. Brook I. Microbiologia e tratamento de infecções endodônticas em crianças. J Clin Pediatr Dent. 2003 Fall;28(1):13-7.

34. Karobari MI, Parveen A, Mirza MB, Makandar SD, Nik Abdul Ghani NR, Noorani TY, Marya A. Sistemas de classificação da morfologia da raiz e do canal radicular. Jornal Internacional de Odontologia. 2021 Feb 19;2021:1-6.

35. Weine F. S., Healey H. J., Gerstein H., Evanson L. Configuração do canal na raiz mesiovestibular do primeiro molar superior e seu significado endodôntico. *Cirurgia Oral, Medicina Oral, Patologia Oral*. 1969;28(3):419-425.

36. Vertucci F., Seelig A., Gillis R. Morfologia do canal radicular do segundo pré-molar superior humano. *Cirurgia Oral, Medicina Oral, Patologia Oral*. 1974;38(3):456-464. doi: 10.1016/0030-4220(74)90374-0.

37. Ahmed H. M. A., Versiani M. A., De-Deus G., Dummer P. M. H. Um novo sistema para classificar a morfologia da raiz e do canal radicular. *International Endodontic Journal.* 2017;50(8):761-770.

38. Ahmed H. M. A., Che Ab Aziz Z. A., Azami N. H., et al. Aplicação de um novo sistema de classificação da morfologia dos canais radiculares no ensino pré-graduado e na prática clínica: um inquérito nacional na Malásia. *Revista Internacional de Endodontia.* 2020;53(6):871-879.

39. Ahmed H. M. A., Dummer P. M. H. Um novo sistema para classificar anomalias de dentes, raízes e canais. *Revista Internacional de Endodontia.* 2018;51(4):389-404.

40. Vertucci F. J. Morfologia do canal radicular e sua relação com os procedimentos endodônticos.

41. Sert S., Bayirli G. Avaliação das configurações dos canais radiculares dos dentes permanentes mandibulares e maxilares por género na população turca. *Journal of Endodontics.* 2004;30(6):391-398.

42. Verma P., Love R. M. Um estudo de Micro CT da morfologia do canal radicular mesiobucal do primeiro molar superior. *Revista Internacional de Endodontia.* 2011;44(3):210-217.

43. Kim Y., Chang S.-W., Lee J.-K., et al. Estudo por tomografia micro-computada da configuração do canal da raiz

mesiovestibular de múltiplos canais do primeiro molar superior. *Clinical Oral Investigations (Investigações clínicas orais)*. 2013;17(6):1541–1546.

44. Lee K.-W., Kim Y., Perinpanayagam H., et al. Comparação de técnicas alternativas de reformatação de imagens em tomografia microcomputada e clareamento de dentes para morfologia detalhada do canal. *Journal of Endodontics*. 2014;40(3):417-422.

45. Leoni G. B., Versiani M. A., Pecora J. D., Damiao de Sousa-Neto M. Análise tomográfica microcomputada da morfologia do canal radicular de incisivos inferiores. *Journal of Endodontics*. 2014;40(5):710-716.

46. Filpo-Perez C., Bramante C. M., Villas-Boas M. H., Húngaro Duarte M. A., Versiani M. A., Ordinola-Zapata R. Análise tomográfica microcomputada da morfologia do canal radicular da raiz distal do primeiro molar inferior. *Journal of Endodontics*. 2015;41(2):231-236.

47. Karobari M. I., Noorani T. Y., Halim M. S., Dummer P. M. H., Ahmed H. M. A. As comunicações intercanais devem ser incluídas na classificação dos sistemas de canais radiculares? *Revista Internacional de Endodontia*. 2019;52(6):917-919.

48. Ahmed H., Adura Z., Azami N., et al. Aplicação de um novo sistema de classificação da morfologia dos canais radiculares

no ensino pré-graduado e na prática clínica: um inquérito nacional na Malásia. *Revista Internacional de Endodontia*. 2020;53:871-879.

49. Thompson, S.A. Uma visão geral das ligas de níquel-titânio utilizadas em medicina dentária. Int. Endod. J. 2000, 33, 297-310.

50. Shen, Y.; Zhou, H.M.; Zheng, Y.F.; Peng, B.; Haapasalo, M. Desafios e conceitos actuais do tratamento termomecânico de instrumentos de níquel-titânio. J. Endod. 2013, 39, 163-172.

51. Berutti, E.; Chiandussi, G.; Gaviglio, I.; Ibba, A. Análise comparativa das tensões de torção e flexão em dois modelos matemáticos de instrumentos rotativos de níquel-titânio: ProTaper versus ProFile. J. Endod. 2003, 29, 15-19.

52. Hilfer, P.B.; Bergeron, B.E.; Mayerchak, M.J.; Roberts, H.W.; Jeansonne, B.G. Multiple autoclave cycle effects on cyclic fatigue of nickel-titanium rotary files produced by new manufacturing methods (Efeitos de ciclos múltiplos de autoclave na fadiga cíclica de limas rotativas de níquel-titânio produzidas por novos métodos de fabrico). J. Endod. 2011, 37, 72-74.

53. Shen, Y.; Qian, W.; Abtin, H.; Gao, Y.; Haapasalo, M. Effect of environment on fatigue failure of controlled memory wire nickel-titanium rotary instruments (Efeito do ambiente na falha

por fadiga de instrumentos rotativos de níquel-titânio com fio de memória controlada). J. Endod. 2012, 38, 376-380.

54. Brantley, W.A.; Svec, T.A.; Iijima, M.; Powers, J.M.; Grentzer, T.H. Differential scanning calorimetric studies of nickel titanium rotary endodontic instruments. J. Endod. 2002, 28, 567-572.

55. Pereira, E.S.; Peixoto, I.F.; Viana, A.C.; Oliveira, I.I.; Gonzalez, B.M.; Buono, V.T.L.; Bahia, M.G.A. Propriedades físicas e mecânicas de um fio de NiTi tratado termomecanicamente e utilizado na confeção de instrumentos endodônticos rotatórios. Int. Endod. J. 2012, 45, 469-474.

56. Gao, Y.; Gutmann, J.L.; Wilkinson, K.; Maxwell, R.; Ammon, D. Avaliação do impacto das matérias-primas na fadiga e nas propriedades mecânicas dos instrumentos rotativos ProFile Vortex. J. Endod. 2012, 38, 398-401.

57. Gambarini, G.; Plotino, G.; Grande, N.M.; AL-Sudani, D.; De Luca, M.; Testarelli, L. Propriedades mecânicas de instrumentos rotativos de níquel-titânio produzidos com uma nova técnica de fabrico. Int. Endod. J. 2011, 44, 337-341.

58. Hou, X.; Yahata, Y.; Hayashi, Y.; Ebihara, A.; Hanawa, T.; Suda, H. Comportamento de transformação de fase e propriedade de flexão de instrumentos endodônticos de níquel-titânio torcidos. Int. Endod. J. 2011, 44, 253-258.

59. Aishwaimi, E. Resistência à fadiga cíclica de uma nova lima rotativa fabricada com tecnologia Ni-Ti de memória controlada em comparação com uma lima fabricada com fio M. Int. Endod. J. 2018, 51, 112-117.

60. Otsuka, K.; Ren, X. Metalurgia física de ligas com memória de forma à base de Ti-Ni. Prog. Mater. Sci. 2005, 50, 511-678.

61. Plotino, G.; Testarelli, L.; Al-Sudani, D.; Pongione, G.; Grande, N.M.; Gambarini, G. Resistência à fadiga de instrumentos rotativos fabricados com diferentes ligas de níquel-titânio: Um estudo comparativo. Odontology 2014, 102, 31-35.

62. Hieawy, A.; Haapasalo, M.; Zhou, H.; Wang, Z.J.; Shen, Y. Phase Transformation Behavior and Resistance to Bending and Cyclic Fatigue of ProTaper Gold and ProTaper Universal Instruments (Comportamento de transformação de fase e resistência à flexão e à fadiga cíclica dos instrumentos ProTaper Gold e ProTaper Universal). J. Endod. 2015, 41, 1134-1138.

63. Topçuo ̆glu, H.S.; Düzgün, S.; Aktı, A.; Topçuo ̆glu, G. Comparação laboratorial da resistência à fadiga cíclica das limas WaveOne Gold, Reciproc e WaveOne em canais com dupla curvatura. Int. Endod. J. 2017, 50, 713-717.

64. Gundogar, M.; Ozyurek, T. Resistência à fadiga cíclica dos instrumentos de níquel-titânio OneShape, HyFlex EDM, WaveOne Gold e Reciproc Blue. J. Endod. 2017, 43, 1192-1196.

65. Pirani, C.; Iacono, F.; Generali, L.; Sassatelli, P.; Nucci, C.; Lusvarghi, L.; Gandolfi, M.G.; Prati, C. HyFlex EDM: Características superficiais, análise metalúrgica e resistência à fadiga de instrumentos rotativos inovadores de NiTi maquinados por electrodescarga. Int. Endod. J. 2016, 49, 483-493.

66. Goo, H.J.; Kwak, S.W.; Ha, J.H.; Pedullà, E.; Kim, H.C. Mechanical Properties of Various Heat-treated Nickel-titanium Rotary Instruments. J. Endod. 2017, 43, 1872-1877.

67. Iacono, F.; Pirani, C.; Generali, L.; Bolelli, G.; Sassatelli, P.; Lusvarghi, L.; Gandolfi, M.G.; Giorgini, L.; Prati, C. Análise estrutural de instrumentos EDM HyFlex. Int. Endod. J. 2017, 50, 303-313.

68. Viana AC. Chaves Craveiro de Melo M, Guiomar de Azevedo Bahia M, Lopes Buono VT. Relação entre flexibilidade e características físicas, químicas e geométricas de instrumentos rotatórios de níquel-titânio. Oral Surg Oral Med Oral Pathol Oral Radiol Endod. 2010 Oct;110(4):527-33.

69. Özlek E, Gündüz H. Eficácia de diferentes sistemas de limas rotativas na remoção do material de preenchimento do canal radicular: Um estudo de tomografia micro-computada. J Dent Res Dent Clin Dent Prospects. 2021 Fall;15(4):273-278.

70. Fexibilidade e características físicas, químicas e geométricas de instrumentos rotatórios de níquel-titânio. Oral Surg. Oral Med. Oral Pathol. Oral Radiol. Endod. 2010, 110, 527-533. [Cohen, S.; Hargreaves, K.M. Cohen's Pathways of Pulp, 10ª ed.; Mosby Elsevier: St. Louis, MO, EUA, 2011.

71. Panitvisai, P.; Parunnit, P.; Sathorn, C.; Messer, H.H. Impacto de um instrumento retido no resultado do tratamento: Uma revisão sistemática e meta-análise. J. Endod. 2010, 36, 775-780.

72. Pruett J.P., Clement D.J., Carnes D.L. Cyclic fatigue testing of nickel-titanium endodontic instruments (Teste de fadiga cíclica de instrumentos endodônticos de níquel-titânio). J. Endod. 1997;23:77-85.

73. Grande N.M., Plotino G., Pecci R., Bedini R., Malagnino V.A., Somma F. Resistência à fadiga cíclica e análise tridimensional de instrumentos de dois sistemas rotativos de níquel-titânio. Int. Endod. J. 2006;39:755-763.

74. Pedullà E., La Rosa G.R.M., Virgillito C., Rapisarda E., Kim H.C., Generali L. Cyclic Fatigue Resistance of Nickel-titanium

Rotary Instruments according to the Angle of File Access and Radius of Root Canal. J. Endod. 2020;46:431-436.

75. Sattapan, B.; Nervo, G.J.; Palamara, J.E.; Messer, H.H. Defeitos em limas rotativas de níquel-titânio após utilização clínica. J. Endod. 2000, 26, 161-165.

76. Seracchiani, M.; Miccoli, G.; Di Nardo, D.; Zanza, A.; Cantore, M.; Gambarini, G.; Testarelli, L. Effect of Flexural Stress on Torsional Resistance of NiTi Instruments. J. Endod. 2021, 47, 472-476.

77. Iacono, F.; Pirani, C.; Gatto, M.R.; Prati, C.; Peters, O. Combinação da carga de torção apical e da resistência à fadiga cíclica de instrumentos de NiTi: Nova abordagem para determinar o tempo de vida efetivo dos instrumentos rotativos. Aust. Endod. J. 2021.

78. Santos, C.B.; Simões-Carvalho, M.; Perez, R.; Vieira, V.T.L.; Antunes, H.S.; Cavalcante, D.F.; De-Deus, G.; Silva, E.J.N.L. Resistência à fadiga por torção dos sistemas alternativos R-Pilot e WaveOne Gold Glider NiTi glide path. Int. Endod. J. 2019, 52, 874-879.

79. Zanza, A.; Seracchiani, M.; Reda, R.; Di Nardo, D.; Gambarini, G.; Testarelli, L. Papel da fase cristalográfica dos instrumentos rotativos NiTi na determinação da sua resistência à torção

durante diferentes condições de flexão. Materials 2021, 14, 6324.

80. Di Nardo D., Zanza A., Seracchiani M., Donfrancesco O., Gambarini G., Testarelli L. Angle of Insertion and Torsional Resistance of Nickel-Titanium Rotary Instruments. Materials. 2021;14:3744.

81. Viana AC. Chaves Craveiro de Melo M, Guiomar de Azevedo Bahia M, Lopes Buono VT. Relação entre flexibilidade e características físicas, químicas e geométricas de instrumentos rotatórios de níquel-titânio. Oral Surg Oral Med Oral Pathol Oral Radiol Endod. 2010 Oct;110(4):527-33.

82. Bahia, M.G.A.; Martins, R.C.; Gonzalez, B.M.; Buono, V.T.L. Caracterização físico-mecânica e influência da carga cíclica no comportamento de fios de níquel-titânio empregados na confeção de instrumentos endodônticos rotatórios. Int. Endod. J. 2005, 38, 795-801.

83. Hamdy, T.M.; Galal, M.; Ismail, A.G.; Abdelraouf, R.M. Avaliação da Flexibilidade, Microestrutura e Análise Elementar de Alguns Instrumentos Rotativos Contemporâneos de Níquel-Titânio. Acesso aberto Maced J. Med. Sci. 2019, 7, 3647-3654.

84. Walia, H.M.; Brantley, W.A.; Gerstein, H. Uma investigação inicial das propriedades de flexão e torção das limas de Nitinol para canais radiculares. J. Endod. 1988, 14, 346-351.

85. Lopes, H.P.; Elias, C.N.; Siqueira, J.F., Jr.; Soares, R.G.; Souza, L.C.; Oliveira, J.C.; Lopes, W.S.; Mangelli, M. Mechanical behaviorv of path-fending endodontic instruments. J. Endod. 2012,38, 1417-1421.

86. Ha, J.H.; Kwak, S.W.; Versluis, A.; Kim, H.C. Resistência à flexão de vários instrumentos de preparação de trajectórias de deslizamento de níquel-titânio em modo dinâmico ou estático. J. Endod. 2020,46, 1125-1129.

87. Gutmann JL, Gao Y. Alteração das propriedades metálicas e de superfície inerentes aos -instrumentos de canal radicular de níquel-titânio -para melhorar o desempenho, a durabilidade e a segurança: A focused review. Int Endod J 2012;45:11328-.

88. Hulsmann M, Peters OA, Dummer PM. Preparação mecânica dos canais radiculares: Objectivos, técnicas e meios de modelação. Endod Top 2005;10:3076-.

89. Szep S, Gerhardt T, Leitzbach C, Lüder W, Heidemann D. Preparação de canais radiculares simulados severamente curvos utilizando -instrumentos rotativos motorizados -e instrumentos manuais convencionais. Clin Oral Investig 2001;5:1725-.

90. Pruett JP, Clement DJ, Carnes DL Jr. Teste de fadiga cíclica de -instrumentos endodônticos de níqueltitânio-. -J Endod 1997;23:7785-.

91. Baumann MA, Roth A. Efeito da experiência na qualidade da preparação do canal com -limas rotativas de níquel-titânio-. -Oral Surg Oral Med Oral Pathol Oral Radiol Endod 1999;88:7148-.

92. Haapasalo M, Shen Y. Evolução dos -instrumentos de níquel-titânio-: Do passado ao futuro. Endod Topics 2013;29:-317.

93. Deepak J, Ashish M, Patil N, Kadam N, Yadav V, Jagdale H, et al. Capacidade de moldagem dos sistemas rotativos -NiTi de 5ª geração para a preparação de canais radiculares em canais radiculares curvos utilizando CBCT: Um estudo in vitro. J Int Oral Health 2015;7:5761-.

94. Bryant ST, Dummer PM, Pitoni C, Bourba M, Moghal S. Capacidade de moldagem de -instrumentos de níquel-titânio rotativos ProFile de conicidade 04 e 06 -em canais radiculares simulados. Int Endod J 1999;32:15564-.

95. Hata G, Uemura M, Kato AS, Imura N, Novo NF, Toda T, et al. Uma comparação da capacidade de moldagem utilizando ProFile, lima GT e -instrumentos endodônticos flexR -em canais simulados. J Endod 2002;28:31621-.

96. Yun HH, Kim SK. Uma comparação das capacidades de moldagem de 4 -instrumentos rotativos de níquel-titânio -em canais radiculares simulados. Oral Surg Oral Med Oral Pathol Oral Radiol Endod 2003;95:22833-.

97. Schäfer E, Vlassis M. Investigação comparativa de dois -instrumentos rotativos de níquel-titânio-: ProTaper versus RaCe. Parte 2. Eficácia de limpeza e capacidade de modelação em canais radiculares severamente curvos de dentes extraídos. Int Endod J 2004;37:23948-.

98. Javaheri HH, Javaheri GH. Uma comparação de três -instrumentos rotatórios de NiTi -no transporte apical. J Endod 2007;33:2846-.

99. Kuzekanani M, Walsh LJ, Yousefi MA. Limpeza e modelação de canais radiculares curvos: Instrumentos Mtwo vs ProTaper, uma comparação laboratorial. Indian J Dent Res 2009;20:26870-.

100. Azar MR, Mokhtare M. Sistema rotativo Mtwo versus -instrumentos manuais Kfile-: Eficácia na preparação de canais radiculares de molares primários e permanentes. Indian J Dent Res 2011;22:363.

101. Kuzekanani M, Haghani J, Walsh LJ, Estabragh MA. Pedras da polpa, prevalência e distribuição numa população iraniana. J Contemp Dent Pract 2018;19:605-.

102. Kuzekanani M, Najafipour R. Prevalência e distribuição do radix paramolaris nos primeiros e segundos molares inferiores de uma população iraniana. J Int Soc Prev Community Dent 2018;8:24044-.

103. Shen Y, Zhou HM, Wang Z, Campbell L, Zheng YF, Haapasalo M, et al. Comportamento de transformação de fase e propriedades mecânicas de -instrumentos de níquel-titânio K3XF tratados termomecanicamente-. -J Endod 2013;39:91923-.

104. Shen Y, Coil JM, Zhou H, Zheng Y, Haapasalo M. -Instrumentos rotativos de níquel-titânio HyFlex -após utilização clínica: Propriedades metalúrgicas. Int Endod J 2013;46:7209-.

105. Ha JH, Kim SK, Cohenca N, Kim HC. Efeito do -tratamento térmico Rphase -na resistência à torção e na fratura por fadiga cíclica. J Endod 2013;39:38993-.

106. Peters OA, Gluskin AK, Weiss RA, Han JT. Uma avaliação in vitro das propriedades físicas dos novos -instrumentos rotativos de níquel-titânio Hyflex-. -Int Endod J 2012;45:102734-.

107. Ruddle CJ, Machtou P, West JD. O movimento de moldagem: -Tecnologia de quinta geração-. -Dent Today 2013;32:94, 969-.

108. Kuzekanani M. Instrumentos rotativos de níquel-titânio: Desenvolvimento dos sistemas de lima única. Jornal da Sociedade Internacional de Odontologia Preventiva e Comunitária. 2018 Sep 1;8(5):386-90.

109. You SY, Bae KS, Baek SH, Kum KY, Shon WJ, Lee W, et al. Tempo de vida de uma -lima rotativa de níquel-titânio -com movimento recíproco em canais radiculares curvos. J Endod 2010;36:19914-.

110. Gavini G, Caldeira CL, Akisue E, Candeiro GT, Kawakami DA. Resistência à fadiga flexural de limas reciproc R25 sob rotação contínua e movimento recíproco. J Endod 2012;38:6847-.

111. Pedullà E, Grande NM, Plotino G, Gambarini G, Rapisarda E. Influência do movimento contínuo ou recíproco na resistência à fadiga cíclica de 4 -instrumentos rotativos diferentes de níqueltitânio-. -J Endod 2013;39:25861-.

112. Nabeshima CK, CaballeroFlores -H, Cai S, Aranguren J, Borges Britto ML, Machado ME, et al. Remoção bacteriana promovida por 2 -sistemas de lima única-: Wave one e one shape. J Endod 2014;40:19958-.

113. Liu R, Hou BX, Wesselink PR, Wu MK, Shemesh H. A incidência de microfissuras radiculares causadas por 3 sistemas diferentes de lima única versus o sistema ProTaper. Jornal de endodontia. 2013 Aug 1;39(8):1054-6.

114. Moazzami F, Khojastepour L, Nabavizadeh M, Seied Habashi M. -Avaliação por tomografia computorizada de feixe cónico -do transporte do canal radicular pelos -sistemas de lima única Neoniti e Reciproc-. -Iran Endod J 2016;11:96100-.

115. Singh H, Kapoor P. Limas Hyflex CM e EDM: Revolucionando a arte e a ciência da Endodontia. J Dent Health Oral Disord Ther. 2016;5(7):00182.

116. Kaval ME, Capar ID, Ertas H. Avaliação da fadiga cíclica e da resistência à torção de novas -limas rotativas de níqueltitânio -com várias propriedades de liga. J Endod 2016;42:18403-.

117. Metzger Z. O -sistema de ficheiro auto-ajustável -(SAF): Uma -atualização -baseada em evidências-. -J Conserv Dent 2014;17:40119-.

118. De-Deus G, Souza EM, Barino B, Maia J, Zamolyi RQ, Reis C, Kfir A. A lima auto-ajustável optimiza a qualidade do desbridamento em canais radiculares ovais. Journal of endodontics. 2011 May 1;37(5):701-5.

119. Liu Z, Liu J.Gu L, LiuW. As capacidades de moldagem e limpeza de -limas auto-ajustáveis -na preparação de canais com istmos após o alargamento do glidepath com limas -ISO ou ProTaper Universal NiTi. J Dent Sci 2016;11:839-.

120. Pawar BA, Pawar AM, Bhardwaj A, Wahjuningrum DA, Rahardjo AK, Luke AM, Metzger Z, Kfir A. Effect of Adaptive, Rotary, and Manual Root Canal Instrumentation in Primary Molars: Um Ensaio Clínico Controlado, Randomizado e com Três Braços. Biologia (Basileia). 2021 Jan 10;10(1):42.

121. Zanza A, D'Angelo M, Reda R, Gambarini G, Testarelli L, Di Nardo D. An Update on Nickel-Titanium Rotary Instruments in Endodontics: Mechanical Characteristics, Testing and Future Perspective-An Overview (Características mecânicas, ensaios e perspectivas futuras - uma visão geral). Bioengenharia (Basileia). 2021 Dez 16;8(12):218.

122. Ruddle CJ: O sistema endodôntico protaper, Endodontic Practice 5:1, pp. 34-44, 2002.

123. George S, Anandaraj S, Issac JS, John SA, Harris A. Endodontia rotatória em dentes decíduos - Uma revisão. Saudi Dent J. 2016;28(1):12-7.

124. Topçuoğlu G, Topçuoğlu HS, Akpek F. Avaliação de detritos extrudidos apicalmente durante a preparação do canal radicular em dentes molares primários usando três diferentes sistemas rotativos e limas manuais. Int J Paediatr Dent. 2016 Sep 1;26(5):357-63.

125. Seema T, Ahammed H, Parul S, Cheranjeevi J. Avaliação comparativa da remoção de dentina e da conicidade da

preparação do canal radicular com a lima Hand K, a lima rotativa protaper e a lima rotativa Kedo S em molares primários utilizando a tomografia computorizada de feixe cónico. Int J Clin Pediatr Dent. 2020;13(4):332-6.

126. Panda A, Shah K, Budakoti V, Dere K, Virda M, Jani J. Avaliação da formação de microfissuras durante a preparação do canal radicular utilizando limas manuais, limas rotativas e limas auto-ajustáveis em dentes decíduos: Um estudo in vitro. J Dent Res Dent Clin Dent Prospects. 2021;15(1):35-41.

127. Wavdhane MB, Pathak SD, Khedgikar SB, Rana H. Evolução endodôntica dos sistemas de limas NI-TI rotativas: Uma revisão da literatura. 2016;(dezembro):91-4

128. Ozen B, Akgun OM. Uma comparação da instrumentação de limas rotativas e manuais de Ni-Ti em molares primários. J Int Dent Med Res. 2013;6(1):6-8.

129. Katge F, Patil D, Poojari M, Pimpale J, Shitoot A, Rusawat B. Comparação do tempo de instrumentação e da eficácia de limpeza da instrumentação manual, sistemas rotativos e sistemas alternativos em dentes decíduos: Um estudo in vitro. J Indian Soc Pedod Prev Dent. 2014 Oct 1;32(4):311-6.

130. Naidu DV, Reddy JS, Patloth T, Suhasini K, I HC, Shaik H. Avaliação tomográfica computorizada de feixe cónico da

qualidade da obturação utilizando diferentes sistemas de limas rotativas pediátricas em dentes primários. 2021;0-5.

131. Hidalgo LR, Almeida-Junior LA, Politi MP, Nelson-Filho P, Segato RA, Paula-Silva FW, Silva LA. Estudo clínico randomizado do uso do MTA e do Biodentine™ para pulpotomia em dentes decíduos. Pesquisa Brasileira em Odontopediatria e Clínica Integrada. 2023 Dez 4;23:e220024.

132. Jeevanandan G, Govindaraju L. Comparação clínica entre limas rotativas pediátricas Kedo-S e instrumentação manual para a preparação de canais radiculares em molares primários: um ensaio clínico aleatório duplamente cego. Eur Arch Paediatr Dent [Internet]. 2018;19(4):273-8.

133. Ganesh S. Sistema de lima Kedo para a preparação do canal radicular em dentes primários. 2019;622-4.

134. Gumro M, Gupta S, Das A, Ayub S. Pediatric Rotary files from old to new: A Review.

135. KATGE F, GHADGE S, POOJARI M, JAIN K, PATIL D. Avaliação comparativa da eficácia de limpeza das limas rotativas Prime Pedo™ e DXL-Pro™ Pedo com limas H convencionais em canais radiculares de dentes decíduos: Um estudo in vitro. Jornal de pesquisa clínica e de diagnóstico. 2019 Jul 1;13(7).

136. Kaushik H, Singhal R, Kakram A, Negi S, Dayma C, Namdev R. Sistemas de ficheiros rotativos concebidos exclusivamente para doentes pediátricos: Uma revisão da literatura.

137. Oh S, Jeon BK, Chang SW. Propriedades mecânicas e geração de torque/força do XP-Endo Shaper, Trunatomy, Spring Endo File e Spring Endo heated finish file, parte 1. Ciências Aplicadas. 2022 Oct 15;12(20):10393.

138. Anita T, Seema T. Endodontia Rotativa em Odontopediatria - uma Revisão Abrangente. Indian J Appl Res. 2021;9-11.

139. Tabassum S, Khan FR. Insucesso do tratamento endodôntico: Os suspeitos do costume. Eur J Dent. 2016 Jan-Mar;10(1):144-147.

140. McGuigan MB, Louca C, Duncan HF. Fratura de instrumentos endodônticos: causas e prevenção. British dental journal. 2013 Abr 13;214(7):341-8.

141. Zanza A, D'Angelo M, Reda R, Gambarini G, Testarelli L, Di Nardo D. An Update on Nickel-Titanium Rotary Instruments in Endodontics: Mechanical Characteristics, Testing and Future Perspective-An Overview (Características mecânicas, ensaios e perspectivas futuras - uma visão geral). Bioengenharia (Basileia). 2021 Dez 16;8(12):218.

142. Boutsioukis C, Lambrianidis T. Factores que afectam a fratura de instrumentos intracanal. Management of Fractured Endodontic Instruments: A Clinical Guide. 2018:31-60.

143. Cleghorn BM, Boorberg NB, Christie WH. Dentes humanos decíduos e seus sistemas de canais radiculares. Endod Top. 2010;23(1):6-33.

144. Fumes AC, Sousa-Neto MD, Leoni GB, Versiani MA, da Silva LAB, da Silva RAB, et al. Morfologia do canal radicular de molares decíduos: um estudo de tomografia micro-computadorizada. Eur Arch Paediatr Dent. 2014;15(5):317-26.

145. Ahmed HMA. Procedimentos de pulpectomia em dentes molares decíduos. Eur J Gen Dent. 2014;3(01):3-10.

146. Neboda C, Anthonappa RP, King NM. Investigação preliminar das variações na morfologia do canal radicular de segundos molares decíduos hipomineralizados. Int J Paediatr Dent. 2018 May 1;28(3):310-8.

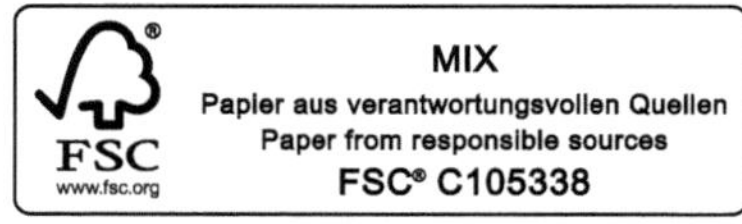

Printed by Books on Demand GmbH, Norderstedt / Germany

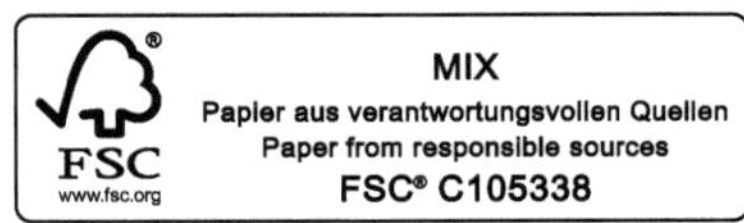

Printed by Books on Demand GmbH, Norderstedt / Germany